T0198628

Igelino und der wilde Welpe

Lisa Pongratz

Igelino und der wilde Welpe

Aggressives Verhalten kindgerecht erklärt

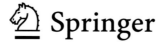 Springer

Lisa Pongratz
Sinabelkirchen, Österreich

ISBN 978-3-662-65991-5   ISBN 978-3-662-65992-2   (eBook)
https://doi.org/10.1007/978-3-662-65992-2

Die Deutsche Nationalbibliothek verzeichnet diese Publikation in der Deutschen Nationalbibliografie; detaillierte bibliografische Daten sind im Internet über http://dnb.d-nb.de abrufbar.

Illustrationen: © Meggie Klimbacher

Einbandabbildung: © Emkay Illustrations

Planung/Lektorat: Wiebke Wuerdemann

Springer ist ein Imprint der eingetragenen Gesellschaft Springer-Verlag GmbH, DE und ist ein Teil von Springer Nature.
Die Anschrift der Gesellschaft ist: Heidelberger Platz 3, 14197 Berlin, Germany

Vorwort

Psychische Erkrankung bei Kindern – ein Gedanke, der für viele Menschen befremdlich, nahezu absurd erscheint. Häufig wird die Vorstellung, dass Kinder bereits psychisch erkranken können, als erschreckend empfunden.

Die Aufgabe von Psychologinnen, Psychiaterinnen und Therapeutinnen besteht darin, Angehörigen und Betroffenen die Angst durch Aufklärung zu mildern. Das Verstehen von psychischen Vorgängen kann nicht nur für Kinder selbst, sondern auch für Eltern, Großeltern und Geschwister eine Erleichterung sein.

Während meiner Tätigkeit als Schulpsychologin an Wiener Volksschulen war ich auf der Suche nach Arbeitsmaterial in Form von Bilderbüchern, um anhand derer mit Kindern und Angehörigen psychische Erkrankung altersgerecht besprechen zu können.

Da ich leider im Rahmen meiner Recherche nicht fündig wurde, beschloss ich, mich selbst am Geschichtenschreiben zu versuchen, wodurch der kleine Igel Igelino und seine Freunde entstanden sind. Die Zusammenarbeit mit Meggie Klimbacher aka. Emkay Illustrations gestaltete sich von Beginn an als Bereicherung für dieses kreative Wissenschaftsprojekt.

Ich hoffe durch meine Bücher einen Beitrag zu mehr Aufklärung über psychische Erkrankungen im Kindesalter (aber auch darüber hinaus) zu leisten, Betroffenen und Angehörigen die Berührungsängste mit diesem Thema nehmen zu können und durch psychologische Tipps und professionelle Hilfestellungen eine Erleichterung der Situation für alle Beteiligten zu erreichen.

Die Bücher sollen Verständnis fördern – und vor allem: Freude bereiten.

Viel Vergnügen beim Lesen!

Aufgrund der leichteren Lesbarkeit werden das männliche und weibliche Geschlecht abwechselnd verwendet, wenn eine geschlechtsneutrale Formulierung nicht möglich ist. Es sind jedoch alle möglichen Formen der Geschlechtszugehörigkeit angesprochen.

März 2023   Lisa Pongratz

Inhaltsverzeichnis

Über die Autorin

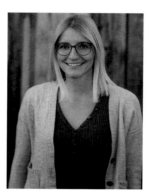

Lisa Pongratz wurde im wunderschönen Graz in Österreich geboren. Durch zahlreiche Auslandsaufenthalte in ihrer Jugend und im frühen Erwachsenenalter festigte sich zunehmend ihr Interesse an den psychischen Vorgängen hinter menschlichem Verhalten. Während ihres Psychologiestudiums an der Alpen-Adria-Universität Klagenfurt begann sie bereits die Arbeit mit psychiatrisch schwer kranken Erwachsenen im Rahmen einer Tätigkeit als Case Managerin. Sie absolvierte das psychotherapeutische Propädeutikum zeitgleich und begann nach Beendigung des Studiums die Ausbildung zur klinischen Psychologin in Wien. Im Rahmen der Ausbildung sammelte sie Erfahrungen im psychokardiologischen Bereich und absolvierte Praxiszeit im St. Anna Kinderspital, wo ihre Leidenschaft für die psychologische Arbeit mit Kindern und Jugendlichen geweckt wurde. Nach einer vielseitigen Tätigkeit als Schulpsychologin an 8 Wiener Volksschulen zog es die Steirerin zurück in die Heimat, wo sie seither als klinische Psychologin an der Abteilung für Kinder- und Jugendpsychiatrie- und psychotherapie tätig ist. Derzeit lehrt sie zusätzlich das Fach Entwicklungspsychologie an einer Fachhochschule und wird von ihrem Therapiebegleithund Ludwig zur gemeinsamen Arbeit mit psychisch kranken Kindern und Jugendlichen begleitet. Lisa Pongratz setzt sich insbesondere für die Psychoedukation von Kindern, Jugendlichen und deren Familien ein.

1

Psychische Störungen: Zahlen und Fakten

Eine psychische Erkrankung ist in unserer Gesellschaft nichts Neues. Seit Jahrhunderten gibt es bereits Forschung zu seelischen Zuständen, Persönlichkeitsmerkmalen und dem neurobiologischen Einfluss auf das menschliche Verhalten und Empfinden. Als Antwort auf die zunehmenden psychiatrischen Störungen kam es zu der Entwicklung von neuen Berufsbildern. Um psychische Krankheitsbilder adäquat behandeln zu können entwickelten sich Psychotherapieschulen, die klinische Psychologie, Neuropsychologie, Sozialpsychiatrie und viele mehr.

In Österreich wurden im Jahr 2018 über 110.000 Menschen aufgrund von psychischen Verhaltensstörungen in einem Akutkrankenhaus stationär behandelt. Es zeigt sich nur ein geringer Unterschied zwischen Männern (51.972 Patienten) und Frauen (58.607 Patientinnen). Der Großteil der Patientinnen war im Alter zwischen 15 und 44 Jahren (Statistik Austria 2018).

Die deutsche Bevölkerung ist ebenfalls stark von psychischer Erkrankung betroffen. 27,8 % der Deutschen erkranken jährlich an einer psychischen Störung, das sind 17,8 Mio. Menschen. Risikofaktoren sind hierbei besonders das Geschlecht, Alter und der sozioökonomische Status. Frauen tendieren eher zu affektiven Störungen (Depressionen, Angststörungen), wohingegen Männer häufig an Suchtstörungen wie beispielsweise Alkohol- oder Medikamentenmissbrauch leiden. Am häufigsten erkranken Menschen im jungen Erwachsenenalter an psychischen Störungen. Durch einen niedrigen Bildungsgrad, wenig ökonomische Ressourcen und soziale Zurückgezogenheit erhöht sich zusätzlich das Erkrankungsrisiko (DGPPN, 2018).

L. Pongratz, *Igelino und der wilde Welpe*, https://doi.org/10.1007/978-3-662-65992-2_1

In der Schweiz wurden im Jahr 2017 ca. 6 % der Bevölkerung wegen psychischer Probleme behandelt. Es waren 4,4 % der Männer und 7,7 % der Frauen betroffen. 15 % der Schweizer gaben eine mittlere oder hohe psychische Belastung an. Am höchsten war die psychische Belastung bei den 45- bis 55-Jährigen (ASP, 2017).

1.1   Aggressives Verhalten

Menschen sind manchmal aggressiv und ein gewisses Ausmaß an Aggression ist normal. Wenn diese Art der Aggression aber sehr häufig vorkommt und einen hohen Leidensdruck bei dem Betroffenen und dem familiären/sozialen Umfeld auslöst, wird von einer pathologischen (krankheitswertigen) Ausprägung ausgegangen.

Aggressives Verhalten kann also in einem normalen Ausmaß, aber auch bei multiplen psychischen Erkrankungen als Symptom vorkommen. Hierbei ist es wichtig, genau herauszufinden, woher die Aggression kommt und auch welches Ziel sie verfolgt. Ist es Stressabbau? Überforderung? Steckt hinter der Wut Trauer? Oder Angst? Der Weg zur Besserung muss in der Psychologie immer zuerst zur Frage nach dem „Warum" führen.

Die Prävalenz einer Störung des Sozialverhaltens liegt zwischen 2 und 16 %. Jungen sind 2- bis 4-mal so häufig betroffen (Klicpera et al., 2019). Die Erkrankungswahrscheinlichkeit erhöht sich stark, je niedriger der sozioökonomische Status ist. Dieser beschreibt das Einkommen, den Bildungsgrad und die Wohnsituation einer Familie.

1.2   Erklärungsmodell

Über die Ursache der zunehmenden psychischen Erkrankungen von Kindern und Jugendlichen gibt es unterschiedliche Theorien. In einer Gesellschaft, die Leistung als prioritäres Gut versteht, ist es für viele Kinder (und Erwachsene) nicht leicht, einen Platz zu finden oder zu genügen. Die Reaktion darauf kann Blockaden, Ängste, Ablehnung und sozialen Rückzug hervorrufen. Viele Kinder fühlen sich schulisch enorm unter Druck gesetzt und leiden in ihrem Selbstwert. Natürlich gibt es bei psychischen Störungen wie auch bei körperlichen Erkrankungen eine genetische Komponente. Das soziale Umfeld, der Erziehungsstil, kritische oder traumatische Ereignisse in der Entwicklung – all diese Faktoren beeinflussen die Psyche eines Kindes. In der klinischen Psychologie wird als Erklärungsansatz immer von einem biopsychosozialen Modell ausgegangen, d. h. dass sowohl körperliche, psychische als auch soziale Faktoren als ursächlich für die Entwicklung einer psychischen Krankheit angesehen werden.

2

Tipps zum gemeinsamen Lesen

Die Idee, Kindern die Thematik von psychischen Erkrankungen durch eine Bildergeschichte näher zu bringen hat vor allem den Hintergrund, schwierige Sachverhalte altersgerecht und anhand von Beispielen erklären zu können. Im folgenden Kapitel wird genau erklärt, wie die Geschichte gemeinsam gelesen werden soll, wie auf diverse Nachfragen reagiert werden kann und welche Beispiele genannt werden können, um dem Kind das Verstehen zu erleichtern.

Zum Start ist es wichtig, für geeignete Rahmenbedingungen zu sorgen. Nehmen Sie sich genügend Zeit, wählen Sie einen ungestörten Ort und eine entspannte Atmosphäre, um mit Ihrem Kind die Geschichte zu lesen. Erklären Sie Ihrem Kind, dass Sie heute eine ganz besondere Geschichte gemeinsam lesen werden. An dieser Stelle können Sie schon erwähnen, dass der wilde Welpe ein besonders Kind ist, das ähnliche Probleme wie zum Beispiel ein Geschwisterkind, die Tante, oder aber auch Ihr Kind selbst hat. Geben Sie dem Kind die Möglichkeit, Igelino und seine Freunde kennenzulernen und zeigen Sie während dem Lesen die Parallelen zu Ihrem Kind oder zu der betroffenen Person im Umfeld des Kindes auf. Achten Sie auf die Reaktionen Ihres Kindes und machen Sie eine Lesepause, wenn Sie den Eindruck haben, dass Ihr Kind mit der Thematik überfordert ist.

© Der/die Autor(en), exklusiv lizenziert an Springer-Verlag GmbH, DE, ein Teil von Springer Nature 2023
L. Pongratz, *Igelino und der wilde Welpe*, https://doi.org/10.1007/978-3-662-65992-2_2

2.1 Wenn eine Person im Umfeld Ihres Kindes betroffen ist

2.1.1 Parallelen zur betroffenen Person ziehen

Beispiele

„Siehst du, auch Igelino begegnet immer wieder dem wilden Welpen, der ganz schön gemein zu ihm ist."

„Igelino versucht wie du sein Bestes, nicht selbst so wütend zu werden wie der wilde Welpe. Das ist aber alles andere als leicht."

„Der freche Dachs und Igelino halten zusammen wie du und Sven. Der wilde Welpe ist jedoch ganz allein. Was glaubst du, wie geht es ihm?"

„So wie du von mir Fahrrad fahren gelernt hast, hat der wilde Welpe von seinem Papa die Wut und das gemeine Verhalten gelernt. Bei Julian ist das auch so. Seine Eltern waren oft grob zu ihm."

„Wenn Eltern zu Kindern aggressiv sind, benötigt die Familie Hilfe. Keine Mama und kein Papa dürfen ihren Kindern wehtun."

„Herr Fuchs ist wie deine Lehrerin Anne. Sie hat mit uns gesprochen, wie es dir in der Klasse geht und will uns unterstützen."

„Die weise Eule kann mit Kindern sprechen, die Gewalt erfahren haben. Sie hilft ihnen, dass sie selbst nicht mehr so aggressiv sein müssen."

2.1.2 Mögliche Nachfragen

„Aber warum verhält sich der wilde Welpe so?" Erklären Sie Ihrem Kind, dass aggressives Verhalten immer einen Grund hat und es wichtig ist, herauszufinden, warum sich ein Mensch so gemein verhält. Erklären Sie, dass kein Mensch gemein geboren wird und Kinder oft selbst schlimme Dinge erleben, wenn sie anderen bewusst wehtun.

Beispiel

„Weißt du, es gibt immer einen Grund, warum jemand sich so verhält. Manchmal schlagen oder nerven Kinder andere, weil sie selbst grob behandelt werden. Andere sind überfordert mit zu vielen anderen Kindern und wissen sich nicht anders zu helfen. Aggression ist für niemanden schön, auch nicht für den Mensch, der andere schlägt oder beschimpft."

„Was kann ich tun, damit der wilde Welpe aufhört?" Besprechen Sie mit Ihrem Kind, dass es die Aufgabe der Erwachsenen ist, aggressivem Verhalten vorzubeugen und zu intervenieren. Körperliche und psychische Formen der Aggression bis hin zu Mobbing sind insbesondere im schulischen Setting genau von Eltern und Pädagoginnen zu beobachten und notfalls ist konsequent einzuschreiten. Es ist wichtig, dem Kind zu vermitteln, möglichst nicht mit Gegenaggression zu reagieren und sich Hilfe von Erwachsenen zu holen.

Beispiel

„Am besten, du gehst gleich zu deiner Lehrerin oder kommst zu uns, wenn der wilde Welpe wieder auf dich losgeht. Es wäre nicht gut, einfach zurückzuschimpfen oder gar zu schlagen, denn das verstärkt das Problem nur. Wir sind für dich da und helfen dir, wenn du dich angegriffen fühlst."

„Was kann ich tun, um anderen zu helfen?" Besprechen Sie mit Ihrem Kind, dass es jedenfalls auch einen Erwachsenen einbinden soll, wenn es Gewalt an einem anderen Kind beobachtet.

Beispiel

„Auch wenn der wilde Welpe nicht dich, sondern Katherina schlägt, ist es wichtig, der Lehrerin oder uns Bescheid zu geben. Katharina traut sich selbst vielleicht nicht, sich Unterstützung zu holen und ist bestimmt sehr dankbar, wenn du ihr hilfst."

2.2 Wenn Ihr Kind betroffen ist

Parallelen zu Ihrem Kind ziehen

„Der wilde Welpe wird immer wieder sehr, sehr wütend. Das kennst du von dir selbst auch, oder?"

„Igelino weint, weil der wilde Welpe gemein zu ihm ist. Warst du auch schon einmal gemein zu einem anderen Kind?"

„Herr Fuchs spricht mit der Familie vom wilden Welpen. So ähnlich ist unsere Sozialarbeiterin Heidi. Sie bespricht mit uns, wie es uns als Familie besser gehen kann."

„Leider ist Papa Hund bissig, weshalb er eine Zeit lang nicht mehr mit seinen Kindern spielen darf. Auch dein Papa kann manchmal ganz schön bissig sein. Er muss an sich arbeiten, bevor er wieder bei uns leben darf. Nur so kann es uns allen wieder gut gehen."

„Schau mal, wie die weise Eule dem wilden Welpen hilft. Gemeinsam sprechen sie über so einiges und der wilde Welpe lernt, wie er liebevoller mit anderen Kindern umgeht. Auch du lernst das gerade bei deiner Psychologin Sandra."

2.2.1 Mögliche Nachfragen

„Aber warum bin ich so wütend?" Erklären Sie Ihrem Kind, dass es unterschiedliche Gründe dafür geben kann.

Vielleicht ist Ihr Kind überfordert? Oder es hat selbst Gewalt erlebt und dieses Verhalten gelernt. Machen Sie Ihrem Kind verständlich, dass es auch andere Möglichkeiten gibt, mit diesen Gefühlen umzugehen.

Beispiele

„Ich glaube, dass dir manchmal alles zu viel wird und du dich überfordert und bedrängt fühlst. Anstatt dann ein anderes Kind zu schlagen, wäre es aber besser, du gehst rechtzeitig zu deiner Lehrerin oder kommst zu mir und sagst, dass du eine Auszeit brauchst. Dann kannst du dich ein bisschen erholen und wieder zur Gruppe stoßen, wenn du dich besser fühlst."

„Oma und Opa waren leider nicht immer nett zu dir und ich glaube, dass du dieses Verhalten von ihnen gelernt hast, so wie du zum Beispiel von mir das Schuhebinden gelernt hast. Wir alle können aber neue Dinge lernen, die schöner für uns sind. Deine Psychologin Christine hilft dir gerne dabei."

„Geht es auch anderen Menschen so wie mir?" Klären Sie Ihr Kind über das häufige Auftreten von aggressivem Verhalten bei Kindern und Erwachsenen auf und legen Sie den Fokus auf die Möglichkeiten, anders zu reagieren.

Beispiel

„Ganz viele Kinder, Jugendliche und Erwachsene sind oft aggressiv und das ist sicherlich für niemanden schön. Es gibt aber gute Möglichkeiten, wie man anders reagieren kann. Zum Beispiel hilft es oft, langsam bis 10 zu zählen und erst dann zu reagieren oder sich schnell Hilfe zu holen, wenn man merkt, dass man überfordert ist und einem alles zu viel wird. Gemeinsam schaffen wir es bestimmt, dass du weniger wütend sein musst."

„Warum mögen mich die anderen Kinder nicht?" Besprechen Sie mit Ihrem Kind, dass aggressives Verhalten für andere sehr unangenehm sein kann und sie Ihr Kind dadurch vielleicht nicht besser kennenlernen können. Vermitteln Sie Optimismus und die Möglichkeit, sich mit anderen Kindern gut zu verstehen, wenn sich Ihr Kind weniger aggressiv zeigt.

Beispiel

„Manchmal ist es für andere Kinder vermutlich schwer, wenn du sie anschreist oder sie schlägst. Sie kennen von dir ja nur diese wütende Seite. Ich bin mir sicher, dass sie dich mögen werden, wenn du ihnen erst richtig zeigen kannst, wie liebenswert du bist. Dazu ist es wichtig, nicht mehr so oft so wütend zu reagieren."

3

Igelino und der wilde Welpe

Liebe Erwachsene, liebe Kinder!

Ihr dürft bald Igelino kennenlernen – das wird bestimmt lustig. Igelino erlebt mit seinen Freunden die spannendsten Abenteuer. Meistens geht es um die „Psyche" der Waldtierkinder. Aber was bedeutet eigentlich „Psyche"? Wir alle haben eine Psyche und einen Körper. Ihr wisst schon, was ein Körper ist. Das sind unsere Arme, Beine, unser Kopf, unser Bauch, Rücken und Popo. Alles was wir an uns selbst anfassen können. Die Psyche ist etwas schwieriger zu erklären. Damit sind unsere Gedanken, unsere Handlungen und unsere Gefühle gemeint. Der Psyche kann es manchmal gut und manchmal schlecht gehen. Beides ist normal. Wenn es der Psyche aber hauptsächlich schlecht geht, ist es wichtig, darüber zu reden, damit sie sich wieder erholen und besser fühlen kann. Das ist ähnlich wie mit unserem Körper. Wenn der Körper krank ist, zum Beispiel Fieber hat, dann benötigt er Ruhe, liebevolle Pflege und vielleicht sogar ein Medikament, damit es besser wird. Es ist ganz wichtig, dass wir gut auf unseren Körper und unsere Psyche achten, beide sind ein Teil von uns.

So, nun kommen wir aber endlich zur Igelino-Geschichte. Wichtig ist, dass ihr es euch richtig bequem macht. Sucht euch einen ungestörten, gemütlichen Ort zum gemeinsamen Lesen. Wählt einen Zeitpunkt, an dem ihr nicht zu müde seid und genug Energie und Geduld für Igelino mitbringt. Hört gut auf euer Bauchgefühl und tut das, womit ihr euch wohlfühlt. Viel Spaß!

© Der/die Autor(en), exklusiv lizenziert an Springer-Verlag GmbH, DE, ein Teil von Springer Nature 2023
L. Pongratz, *Igelino und der wilde Welpe*, https://doi.org/10.1007/978-3-662-65992-2_3

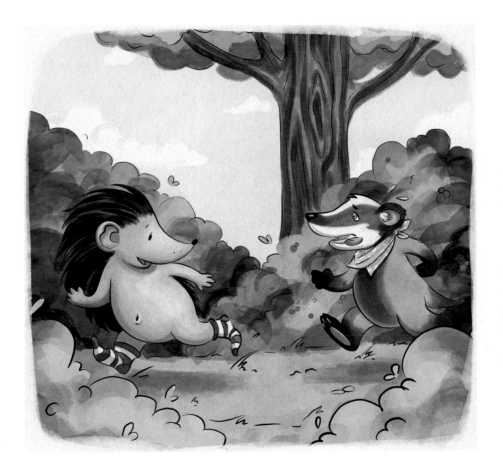

» „Ich bin viel schneller als du", rief Igelino dem fre-
chen Dachs zu, als sie ein Wettrennen zur Waldtierschule veranstalteten. „Denkste, bald hab' ich
dich", schrie der freche Dachs zurück und holte
keuchend auf.

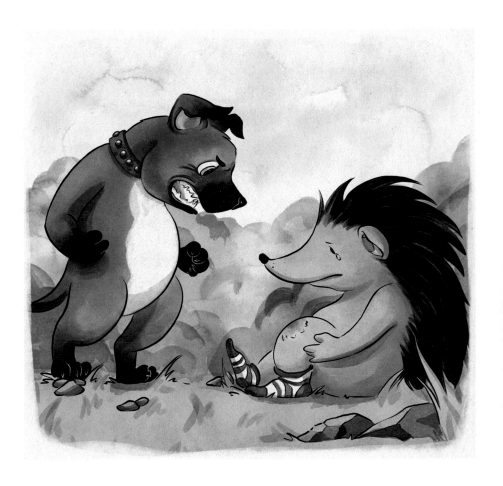

>> Als sie an eine Kreuzung kamen, passierte es: Igelino schaute noch immer zum frechen Dachs zurück, als er plötzlich mit voller Wucht mit jemandem zusammenstieß und hinfiel. Es war der wilde Welpe. „Entschuldige bitte, wilder Welpe", sagte der kleine Igel mit schmerzverzerrtem Gesicht und rieb sich das aufgeschlagene Knie. „Sag mal, spinnst du? Pass gefälligst auf, wo du hinläufst, du Idiot!", knurrte der wilde Welpe böse.

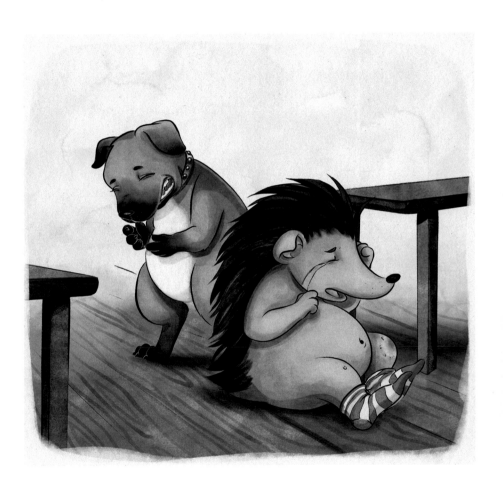

» „Der wilde Welpe ist immer so gemein.", sagte der freche Dachs mitleidig zu Igelino. „Komm, ich helfe dir auf!" Die beiden spazierten geknickt zur Waldtierschule und gingen in ihre Klasse. Als der kleine Igel zu seinem Platz gehen wollte, stellte ihm der wilde Welpe ein Bein und er fiel erneut auf sein wundes Knie. Das tat schrecklich weh. „Haha, du Tollpatsch!", bellte der wilde Welpe und lachte. „Aua, wieso tust du das?", weinte Igelino. „Sei nicht so eine Heulsuse!", knurrte der wilde Welpe.

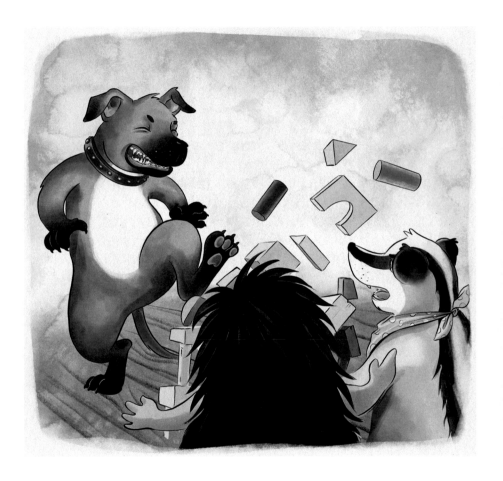

» Den restlichen Schultag lang war der wilde Welpe furchtbar gemein zum kleinen Igel. Er nahm sein Schulbuch und zerkaute es. Er bellte und knurrte ihn immer wieder an. Am schlimmsten war aber, dass er den schönen Turm, an dem Igelino und der freche Dachs schon seit Wochen arbeiteten, mit purer Absicht umwarf. „Upps", bellte er und lächelte hämisch.

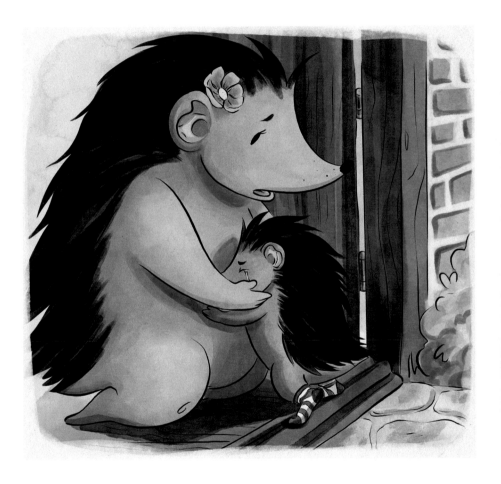

》Nach der Schule lief Igelino schnell nach Hause. Er hatte Angst, dem wilden Welpen auf dem Heimweg noch einmal zu begegnen. Zu Hause öffnete Mama Igel die Haustür, und Igelino lief ihr weinend in die Arme. Er erzählte ihr von seinem mühsamen Schultag, dem gemeinen wilden Welpen und dem aufgeschlagenen Knie. Mama Igel tröstete ihn und sagte: „Das kann so nicht weitergehen. Ich werde mit Herrn Fuchs sprechen." Herr Fuchs war der Lehrer von Igelino und hatte immer ein offenes Ohr für die Probleme in der Waldtierschule.

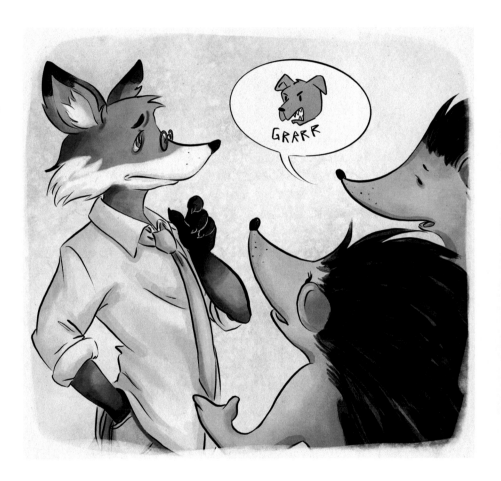

» Gemeinsam gingen Papa und Mama Igel in die Waldtierschule, um mit Herrn Fuchs zu sprechen. Er erzählte ihnen, dass der wilde Welpe aus einem schwierigen Zuhause stammte und seine Hundefamilie nicht immer nett zu ihm sei. „Das tut uns sehr leid. Trotzdem darf man mit anderen Tierkindern nicht so umgehen", sagte Papa Igel. „Ich werde mit ihm und seinen Eltern sprechen", versprach Herr Fuchs.

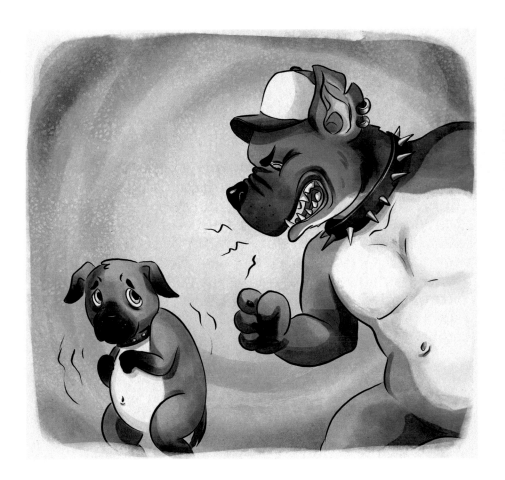

» Am nächsten Tag ging Igelino alleine zur Schule, da der freche Dachs einen Termin beim Waldtierarzt Dr. Bär hatte. Als er an eine Lichtung kam, sah er den wilden Welpen mit seinem Papa Hund kommen. „Und wenn du dich noch einmal so bescheuert verhältst, dann beiße ich dich wieder, hast du verstanden?", knurrte Papa Hund den wilden Welpen an, der mit ängstlich eingezogenem Schwänzchen nickte. „Geh jetzt endlich, sonst kommst du zu spät", bellte er seinen Hundesohn unfreundlich an. Igelino erschreckte sich fürchterlich über den groben Umgang von Papa Hund mit dem wilden Welpen.

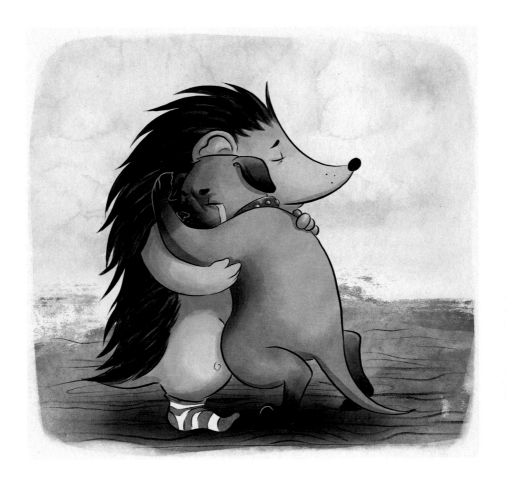

» Als Papa Hund außer Sichtweite war, ging Igelino auf den wilden Welpen zu. „Du, es tut mir leid, dass dein Papa dich gebissen hat. Das wollte ich nicht", sagte er zum traurigen Welpen. „Das tut er sowieso immer", antwortete der Welpe niedergeschlagen. „Papa beißt auch meine Schwester und meine Mama." Da war es um den wilden Welpen geschehen. Er weinte bitterlich los. Igelino nahm ihn in den Arm, um ihn zu trösten.

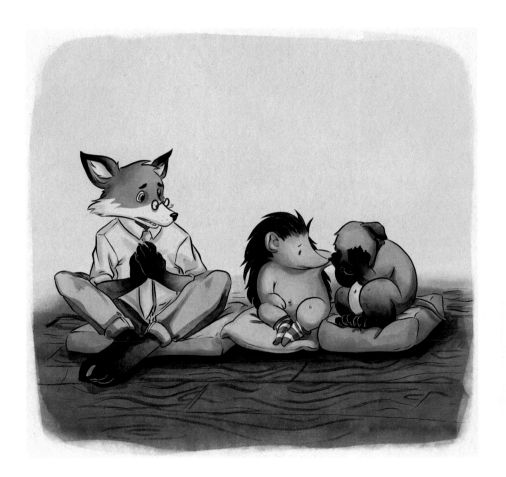

» Als sich der wilde Welpe etwas beruhigt hatte, sagte Igelino: „Wir müssen das Herrn Fuchs erzählen. Er kann euch bestimmt helfen." Gemeinsam gingen die beiden zu ihrem Lehrer und der wilde Welpe schüttete sein Herz aus. „Das tut mir so leid, wilder Welpe. Aber keine Sorge: Ich helfe euch!", tröstete ihn Herr Fuchs.

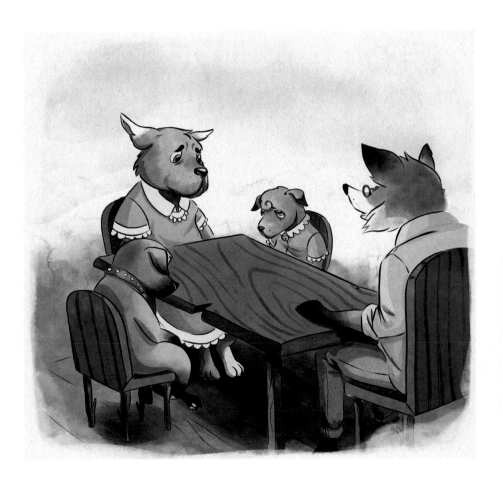

»Herr Fuchs besuchte Familie Hund zu Hause, als Papa Hund in der Arbeit war. Auch Mama Hund war sehr traurig und hatte Angst, wieder von Papa Hund gebissen zu werden. Herr Fuchs überredete sie, zur Waldtierpolizei zu gehen. „Dein Papa kann euch erst wieder sehen, wenn er nicht mehr bissig ist", versprach Herr Fuchs dem wilden Welpen.

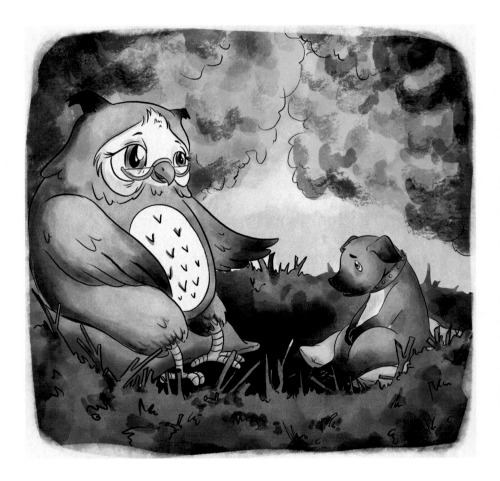

» Der wilde Welpe ging nun auch regelmäßig eine weise Eule im Wald besuchen. Er konnte mit ihr in ihrem Nest alles besprechen, was ihn belastete. Gemeinsam überlegten sie sich nettere Möglichkeiten, mit anderen Waldtierkindern umzugehen. Der wilde Welpe lernte auch, wie er seine Gefühle anderen mitteilen kann, ohne zu beißen oder gemein zu werden. Auch Papa Hund ging regelmäßig zur weisen Eule, um an seiner Bissigkeit zu arbeiten. Sie erfuhr von ihm, dass auch er als Waldtierkind von seinem Hundepapa gebissen wurde. „Am besten, wir reden, statt zu beißen", erklärte sie ihm.

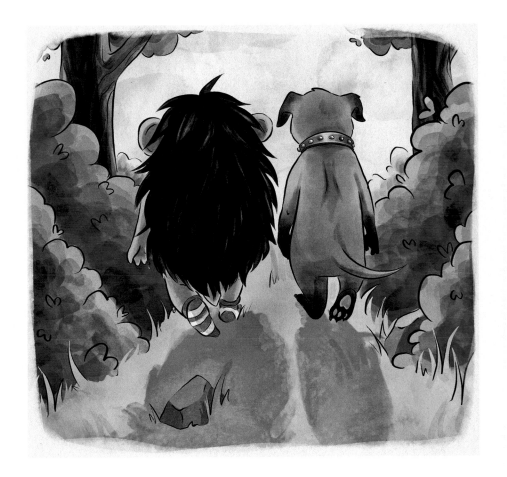

» Einige Wochen später trafen sich der wilde Welpe und Igelino wieder auf dem Weg zur Schule. „Hallo Igelino, wie geht es dir?", fragte der wilde Welpe freundlich. „Mir geht es super und dir?", antwortete Igelino. „Jeden Tag ein bisschen besser", sagte der wilde Welpe und die beiden spazierten gemeinsam in die Schule.

4

Was ist aggressives Verhalten?

Wut und Aggression sind Gefühle, hinter denen sich häufig ein anderes Bedürfnis verbirgt. Durch Erziehung und Sozialisation erlernen wird bereits als Kinder Strategien, mit unangenehmen Gefühlen umzugehen.

Viele Kinder, die aggressives Verhalten zeigen, fühlen sich nicht verstanden, überfordert oder haben gelernt, dass sie durch ihre Aggression Ziele erreichen. Das beginnt bereits bei dem Kleinkind, dass sich im Supermarkt tobend auf den Boden wirft und von den Eltern aus Verzweiflung und Scham zur raschen Beruhigung bekommt, was es möchte. Aggression kann aber auch ein Schutzfaktor sein: „Bleibt mir bloß fern!" Oder aber: „Lieber tue ich den anderen weh, bevor sie mir weh tun können."

Fakt ist, dass Aggression für niemanden angenehm ist: Weder für das sogenannte Opfer aggressiven Verhaltens, noch für den „Täter". Kinder (und auch Erwachsene), die häufig Wutausbrüche haben, benötigen Unterstützung, um adäquat ihre Emotionen ausdrücken und regulieren zu können.

Es gibt gewisse Kriterien, die für eine Diagnosestellung bei pathologischem aggressivem Verhalten erfüllt sein müssen. In der psychosozialen Versorgung haben sich zwei Klassifikationssysteme bewährt, um psychische Störungen zu diagnostizieren.

DSM-V

Das DSM-V oder auch (aus dem Englischen übersetzt) „Diagnostischer und statistischer Leitfaden psychischer Störungen" ist hauptsächlich in den USA, aber auch in Europa, in Gebrauch. Es wird von der American Psychiatric Association (APA) herausgegeben und bedient sich einem kategoriellen System. Ausschlussgründe für eine psychiatrische Störung im DSM-V sind die Symptomentstehung durch die Einnahme von Medikamenten oder eine Veränderung des Verhaltens und Empfindens aufgrund von normalen Lebensumständen, wie zum Beispiel reale Angst.

ICD-10

Die „International Classification of Diseases" (kurz: ICD-10) ist die bereits 10. und derzeit aktuelle Version eines Krankheitsklassifikationssystems, das im deutschsprachigen Raum vielfach verwendet wird. Anhand des ICD-10 ist es nicht nur möglich, psychische Krankheiten und Verhaltensauffälligkeiten zu diagnostizieren, sondern es beinhaltet auch alle bekannten körperlichen Krankheiten. Neurologische Erkrankungen, Beschwerden im Herz-Kreislauf-Bereich, orthopädische Abnormitäten – all diese Krankheitsbilder werden anhand der ICD-10 diagnostiziert. Für Praktikerinnen im Fachbereich Klinische Psychologie ist das Kapitel F interessant. Es umfasst alle psychischen Störungen und Verhaltensauffälligkeiten im Kindes- und Erwachsenenalter.

Es gibt viele psychische Erkrankungen, die mit aggressivem Verhalten einhergehen und in Folge näher erklärt werden. In der Igelino-Geschichte leidet der wilde Welpe unter einer Störung des Sozialverhaltens.

4.1   Störung des Sozialverhaltens

Symptome nach ICD-10

Nach ICD-10 (2016) ist eine Störung des Sozialverhaltens wie folgt klassifiziert:
    Vorliegen eines wiederholten, persistierenden Verhaltensmusters, bei dem entweder die Grundrechte anderer oder die wichtigsten altersentsprechenden sozialen Normen oder Gesetze verletzt werden, mindestens 6 Monate anhaltend, mit einigen der unten angegebenen Symptomen (weitere Vorgaben und geforderte Zahl der Symptome siehe unter den Subkategorien).
    Beachte: Die Symptome 11., 13., 15., 16., 20., 21., 23. brauchen nur einmal aufgetreten zu sein, um das Kriterium zu erfüllen.

1. Für das Entwicklungsalter ungewöhnlich häufige und schwere Wutausbrüche
2. Häufiges Streiten mit Erwachsenen
3. Häufige aktive Verweigerung von Forderungen Erwachsener und Hinwegsetzen über Regeln

4. Häufiges, offensichtlich wohlüberlegtes Handeln, das andere ärgert
5. Häufiges Verantwortlichmachen anderer, für die eigenen Fehler oder für eigenes Fehlverhalten
6. Häufige Empfindlichkeit oder Sichbelästigtfühlen durch andere
7. Häufiger Ärger oder Groll
8. Häufige Gehässigkeit oder Rachsucht
9. Häufiges Lügen oder Brechen von Versprechen, um materielle Vorteile und Begünstigungen zu erhalten oder um Verpflichtungen zu vermeiden
10. Häufiges Beginnen von körperlichen Auseinandersetzungen (außer Geschwisterauseinandersetzungen)
11. Gebrauch von möglicherweise gefährlichen Waffen (z. B. Schlagholz, Ziegelstein, zerbrochene Flasche, Messe, Schusswaffe)
12. Häufiges Draußenbleiben in der Dunkelheit, entgegen dem Verbot der Eltern (beginnend vor dem 13. Lebensjahr)
13. Körperliche Grausamkeit gegenüber anderen Menschen (z. B. Fesseln, ein Opfer mit einem Messer oder mit Feuer verletzen)
14. Tierquälerei
15. Absichtliche Zerstörung des Eigentums anderer (außer Brandstiftung)
16. Absichtliches Feuerlegen mit dem Risiko oder dem Ziel, ernsthaften Schaden anzurichten
17. Stehlen von Wertgegenständen ohne Konfrontation mit dem Opfer, entweder zu Hause oder außerhalb (z. B. Ladendiebstahl, Einbruch, Unterschriftenfälschung)
18. Häufiges Schuleschwänzen, beginnend vor dem 13. Lebensjahr
19. Weglaufen von den Eltern oder elterlichen Ersatzpersonen, mindestens 2-mal oder 1-mal länger als eine Nacht (außer dies geschieht zur Vermeidung von körperlichem oder sexuellem Missbrauch)
20. Eine kriminelle Handlung, bei der das Opfer direkt angegriffen wird (einschließlich Handtaschenraub, Erpressung, Straßenraub)
21. Zwingen einer anderen Person zu sexuellen Aktivitäten
22. Häufiges Tyrannisieren anderer (z. B. absichtliches Zufügen von Schmerzen oder Verletzungen – einschließlich andauernder Einschüchterung, Quälen oder Belästigung)
23. Einbruch in Häuser, Gebäude oder Autos

Eine Störung des Sozialverhaltens kann in der Kindheit oder in der Adoleszenz beginnen und wird im weiteren Verlauf häufig zu einer dissozialen Persönlichkeitsstörung, weshalb es so wichtig ist, früh genug zu intervenieren.

Die genannten Symptome sind vermutlich für einige Leserinnen erschreckend und treffen auf das eigene Kind nur bedingt zu. Insbesondere in der Jugend entwickeln sich häufig delinquente Verhaltensweisen, die in der Kindheit noch nicht vorkommen. Aggressives und oppositionelles Verhalten im Kindesalter erhöhen jedoch das Risiko von risikoreichem und kriminellem Verhalten in der Jugend stark.

4.2   Aggressive Symptome bei Kindern

Folgende aggressive Symptome werden mir von Angehörigen und Pädagoginnen im kinder- und jugendpsychiatrischen Kontext häufig genannt. Sie lösen oft bei Erwachsenen ein Gefühl von Ohnmacht oder die Tendenz zur Gegenaggression aus.

4.2.1   Oppositionelles Verhalten

> Der wilde Welpe zeigt sich im Verhalten trotzig und wenig kooperativ. Er versucht aktiv anzuecken, da seine innere Anspannung sehr groß ist und er ein Ventil benötigt, seinem Frust und seiner Enttäuschung Luft zu machen.

Oppositionelles Verhalten ist für uns Erwachsene, aber auch für Gleichaltrige, schwer zu ertragen. Es ist mühsam, sich immer wieder mit verbalem oder sogar körperlichem Widerstand auseinandersetzen zu müssen und häufig fällt es schwer, dieses Verhalten nicht persönlich zu nehmen.

Zu oppositionellen Verhaltensweisen zählen das Verweigern von Aufgaben in der Schule oder im häuslichen Umfeld, das konstante Widersprechen, häufig bewusst das Gegenteil des Gewünschten zu tun und andere provokante Verhaltensweisen.

Bei Grenzsetzungen kommt es oft zu Wutausbrüchen, die durch die Bezugspersonen nur schwer reguliert werden können. Viele Angehörige haben auch Schwierigkeiten, besprochene Regeln überhaupt durchsetzen zu können und fühlen sich hilflos im Umgang mit den betroffenen Kindern und Jugendlichen.

4.2.2   Lügen

> In der Igelino-Geschichte zeigt der wilde Welpe zunächst nicht wirklich Einsicht, wenn es um sein eigenes Verhalten geht. Vielleicht lügt er sogar den Lehrer Herrn Fuchs an, wenn Igelino das aggressive Verhalten meldet?

„Ich war das nicht.", „Das stimmt doch gar nicht.", „Der andere war schuld.", „Ich habe gar nichts gemacht.", sind einige Aussagen von Kindern und Jugendlichen mit einer Störung des Sozialverhaltens, die Bezugspersonen oft zu hören bekommen. Ständige Ausreden oder Lügen bezüglich des eigenen aggressiven Verhaltens sind ein häufiges Merkmal bei Kindern und Jugendlichen, die keine oder nur geringe Einsicht in ihr eigenes Fehlverhalten zeigen.

Auch das sogenannte pathologische Lügen kann bei Kindern und Jugendlichen mit einer Störung des Sozialverhaltens beobachtet werden. Sie erfinden dann teilweise Geschichten komplett, um Aufmerksamkeit zu bekommen oder auf eine gewisse Art und Weise auf andere zu wirken.

Auch wenn gewisse Notlügen oder das „Flunkern" ganz normal ist und jeder Mensch sich manchmal einer kleinen Lüge bedient, ist es wichtig, betroffene Kinder und Jugendliche zurück in die Verantwortung zu holen und ihnen verständlich zu machen, dass Ehrlichkeit sich definitiv bezahlt macht.

Es ist für Kinder und Jugendliche sehr wichtig zu lernen, dass sie ihr eigenes Verhalten reflektieren und auch verändern können. Erst dann kann ein tiefer gehendes Verständnis für das Gegenüber und dessen Standpunkte entstehen.

4.2.3 Stehlen

Obgleich es in der Igelino-Geschichte nicht vorkommt, ist es gut möglich, dass der wilde Welpe bereits etwas gestohlen hat. Vielleicht hat er im Spielwarengeschäft einen großartigen, gelben Quietscheball gesehen, den er unbedingt haben wollte. Oder sein Schulkollege, der freche Dachs, hatte eine bessere Jause dabei als er?

Immer wieder kommt es in Schulklassen, aber auch zu Hause vor. Dauernd verschwindet etwas. Die kleine Sarah sucht ihren geliebten Einhorn-Radiergummi, Emil findet seine Füllfeder nicht und Hanna sucht schon seit Wochen vergeblich ihr Fifa-Sammelalbum. Niemand will es gewesen sein.

Das Stehlen von Dingen aus Privatbesitz eines anderen Menschen oder aus einem Geschäft kann viele Ursachen haben. Manche Kinder und Jugendliche haben schlichtweg kein Taschengeld und kommen aus ärmeren Verhältnissen. Diese Ungerechtigkeit versuchen sie dann auszugleichen, indem sie sich durch den Besitz anderer bereichern.

Es gibt natürlich auch Kinder und Jugendliche, die für sie selbst scheinbar nutzlose und unbrauchbare Gegenstände stehlen, nur um diese zu besitzen oder der anderen Person wegzunehmen. Häufig versuchen diese Kinder und Jugendliche, eine innere Leere durch Materielles zu stillen.

Jugendliche in gewissen Peergroups stehlen häufig aufgrund einer Mutprobe oder um „cool" zu sein und dazuzugehören. Dieses Verhalten ist besonders gefährlich, da sich aus diesem Stehlen heraus auch oft andere delinquente (kriminelle) Verhaltensweisen entwickeln.

Schließlich gibt es noch kleptomanische Tendenzen, was bedeutet, dass das Stehlen einen zwanghaften Charakter hat. Betroffene verspüren eine gewisse Anspannung und dann Erleichterung, wenn sie etwas gestohlen haben. Das Adrenalin steigt und das Stehlen ist aufregend.

4.2.4 Schulschwänzen

> Der wilde Welpe besucht zumeist regelmäßig die Schule. Er versucht, so wenig wie möglich zu Hause zu sein, um Papa Hund nicht dauernd um sich zu haben. Manchmal hat er jedoch einfach keine Nerven mehr, um sich auf das Lernen zu konzentrieren und still zu sitzen. Dann geht er zwar morgens mit seiner Schultasche los, spaziert aber lieber in den Wald und jagt dort Hasen und Rehe.

Das Verweigern des Schulbesuches oder das Schulschwänzen sind kein seltenes Merkmal von Kindern und Jugendlichen mit einer Störung des Sozialverhaltens. Die Gründe hierfür können vielfältig sein.

Vielleicht liegen Konzentrationsschwierigkeiten vor? Oder der Konflikt mit den Klassenkameradinnen ist zunehmend eskaliert? Viele Kinder und Jugendliche haben auch schlichtweg keine Lust darauf, in die Schule zu gehen und ziehen lieber durch die Stadt oder bleiben im Bett.

Es ist hier diagnostisch genau zu differenzieren, ob eine richtige Schulangst oder bloß eine Schulunlust und mangelhafte Motivationslage vorliegt. Das ist jedoch nicht immer ganz einfach, da vor allem Jugendliche Ängste und depressive Symptome häufig durch eine gewisse Gereiztheit und Opposition ausdrücken.

4.2.5 Weglaufen von zu Hause

> Im Falle des wilden Welpen konnte noch rechtzeitig interveniert werden, sodass er nicht davonlaufen musste. Er fühlte sich in letzter Zeit zunehmend unwohl und unsicher zuhause, weshalb es wohl nur eine Frage der Zeit gewesen wäre, bis er wegläuft.

Das Weglaufen, um sich selbst vor körperlicher, psychischer oder sexueller Gewalt zu schützen, zählt natürlich nicht zu den Symptomen einer Störung des Sozialverhaltens. Es sind jene Verhaltensweisen gemeint, die mit einem nächtlichen Fortbleiben (z. B. um feiern zu gehen) oder einem Weglaufen von zu Hause, um sich mit Freunden zu treffen, einhergehen. Diese Treffen finden ohne Information oder Einverständnis der Bezugspersonen statt.

Häufig sorgen sich Eltern oder Angehörige sehr, da sie nicht wissen, ob etwas Schlimmes passiert ist. Viele Jugendliche melden sich in dieser Zeit nicht zurück und sind nicht erreichbar. Dieses Weglaufen kommt zumeist immer wieder vor und wird oft zur Gewohnheit.

4.2.6 Wutausbrüche

> Der wilde Welpe leidet unter regelmäßigen Wutausbrüchen. Er sieht dann nur mehr rot und kann seinen Zorn nicht mehr steuern. Der wilde Welpe hat keine Strategien erlernt, mit seinen Emotionen altersadäquat umzugehen.

Gleich einmal vorweg: In einem gewissen Alter und in einer gewissen Ausprägung sind Wutausbrüche normal und wichtig für die Entwicklung von Kindern. In den ersten Lebensjahren lernen sie dadurch, ihre Gefühle auszudrücken. Es ist wichtig, sie diese Erfahrungen machen zu lassen und sie nicht für ihre Gefühle zu bestrafen, auch wenn Wutausbrüche für Eltern und Angehörige häufig unangenehm und schwer auszuhalten sind.

Grenzsetzungen sind wichtig, damit Kinder lernen, dass ihre Gefühle zwar ihre Berechtigung haben und in Ordnung sind, sie jedoch anderen Menschen aufgrund dessen nicht wehtun dürfen.

Wenn nun ein Schulkind bei jedem „Nein" in einen massiven Wutausbruch verfällt, ist dies nicht mehr altersadäquat und verhältnismäßig und das Kind muss dabei unterstützt werden, angemessene Strategien zu finden, mit den eigenen Emotionen umzugehen.

4.2.7 Zündeln

> Ob der wilde Welpe zündelt, wissen wir nicht. Es wäre durchaus möglich, dass er heimlich mit Feuer experimentiert und schon einmal eine leer stehende Hütte im Wald angezündet hat.

Kinder und Jugendliche, die zündeln, können unterschiedliche Motivationen haben. Vielleicht ist es eine gewisse Faszination von Feuer. Es könnte sich aber auch wieder um eine Mutprobe in der Peergroup handeln. Manchmal geht es auch darum, bewusst etwas zu zerstören oder gar jemanden zu verletzen.

4.2.8   Zerstören des Eigentums anderer

> Der wilde Welpe zerstört bewusst Spielsachen von Igelino und dem frechen Dachs. Er lacht dann auch noch darüber, wenn die beiden traurig sind und weinen.

Das mutwillige Zerstören von Besitztümern anderer ist eine sehr aggressive Verhaltensweise, die zumeist nur zum Ziel hat, sich selbst Luft zu machen und Frust abzubauen. Dass durch dieses Verhalten jedoch erneut Konflikte entstehen, die wiederum zu Frust und Ärger führen, wird in dem Moment von den Kindern und Jugendlichen nicht hinterfragt oder reflektiert.

Auch hier ist die Motivation zu hinterfragen: Wollen die Kinder und Jugendlichen Aufmerksamkeit? Fühlen sie sich benachteiligt? Beneiden sie die anderen Kinder um ihre Spielsachen? Warum sind sie so wütend?

4.2.9   Aggression gegen Tiere oder Menschen

> Der wilde Welpe zeigt zahlreiche aggressive Verhaltensweisen gegenüber seinen Mitschülern. Er lacht sie aus, droht ihnen Gewalt an, zerstört bewusst ihre Spiele und stellt ihnen ein Bein.

Das aggressive Verhalten von vielen Kindern und Jugendlichen zeigt sich auf unterschiedliche Arten. Es gibt bewusste, proaktive Aggression, die sich durch provokantes Verhalten zeigt. Passiv-aggressive Verhaltensweisen sind zum Beispiel die Manipulation in einer Peergroup, das Ausschließen aus einer Spielgruppe oder das Erfinden von Geschichten über eine Person.

Ein sehr dominantes und beherrschendes Auftreten kann auch als Aggression gewertet werden, ebenso wie das bewusste Ignorieren von einem Mitmenschen.

Viele Kinder und Jugendliche, die andere Menschen körperlich verletzen oder beschimpfen, können mit Tieren gut umgehen. Leider gibt es natürlich auch hier Ausnahmen, da manche Kinder die Grenzen der Tiere nicht gut einschätzen können und grob mit ihnen umgehen.

Das bewusste Quälen von Tieren und anderen Menschen ist in jedem Fall ein Warnsignal, das nicht ignoriert werden sollte.

4.3 Bindungsstörungen und Traumafolgestörungen

Starkes aggressives Verhalten bei Kindern und Jugendlichen zeigt sich nicht nur im Rahmen eine Störung des Sozialverhaltens, sondern auch durch traumatische Belastungen oder Bindungsstörungen. Bindungsstörungen können durch Verwahrlosung, Gewalterfahrungen oder Vernachlässigung in den ersten Lebensjahren entstehen. Komplexe Traumatisierungen entstehen bei Menschen, die über einen längeren Zeitraum wiederholt unter traumatischen Ereignissen gelitten haben. Dies können zum Beispiel Gewalt, Missbrauch, psychische Gewalt, Vernachlässigung oder der Wechsel des Bezugssystems (Fremdunterbringung in einer Wohngemeinschaft oder einer Pflegefamilie) sein.

4.3.1 Bindungsstörung mit Enthemmung

Eine Bindungsstörung des Kindesalters mit Enthemmung tritt während der ersten 5 Lebensjahre eines Kindes auf. Sie ist gekennzeichnet durch distanzloses, impulsives Verhalten, dass von Bindungspersonen scheinbar unabhängig ist und auch anhält, wenn sich das Umfeld des Kindes verändert.

Ein Kind mit einer sicheren Bindung (zumeist zu der Kindesmutter und/oder dem Kindesvater) zeigt im Umgang mit Fremden normalerweise eine gewisse Schüchternheit bzw. Distanziertheit. Zu vertrauten Personen zeigen sicher gebundene Kinder jedoch eine stabile, liebevolle und vertrauensvolle Beziehung. Kinder mit einer Bindungsstörung mit Enthemmung kommen Bezugspersonen kaum näher und sind wahllos freundlich und distanzlos zu Erwachsenen.

Das Verhalten ist häufig aufmerksamkeitsheischend und artet bei Grenzsetzungen rasch in sehr aggressive Verhaltensweisen aus. Kinder und Jugendliche mit einer Bindungsstörung mit Enthemmung wechseln schnell von Freundlichkeit zu scheinbar willkürlicher Aggression. Sie benötigen insbesondere ein stabiles Umfeld, um sich sicher zu fühlen und engmaschige, langjährige Psychotherapie. Bindungsstörungen sind schwer zu behandeln und überdauern häufig bis ins Erwachsenenalter.

4.3.2   Reaktive Bindungsstörung

Ähnlich wie eine Bindungsstörung mit Enthemmung manifestiert sich eine reaktive Bindungsstörung in den ersten 5 Lebensjahren. Diese ist jedoch nicht durch Distanzlosigkeit, sondern durch eine große Ängstlichkeit und Übervorsichtigkeit gekennzeichnet. Es kommt zu eingeschränkten Kontakten und sozialen Interaktionen mit Gleichaltrigen sowie zu aggressivem Verhalten gegen andere und die eigene Person. Massive selbstverletzende Verhaltensweisen können vor allem in der Jugend oft beobachtet werden.

Durch regelmäßige, stabile Interaktion mit einem psychisch gesunden Erwachsenen ist es möglich, dass Kinder mit Bindungsstörungen eine Bindung aufbauen. Das ist jedoch häufig ein langer und steiniger Weg mit vielen emotionalen Rückfällen in dysfunktionale Verhaltensweisen.

4.3.3   Komplexe Traumafolgestörung

Wie bereits erwähnt entsteht eine komplexe Traumafolgestörung durch eine zeitlich andauernde und mehrmalige Traumatisierung von Individuen. Viele Kinder und Jugendliche, die in Wohngemeinschaften, Heimen oder Pflegefamilien fremduntergebracht sind, leiden unter komplexen Traumafolgestörungen.

Bei einer Fremdunterbringung müssen gravierende Gründe vorliegen, warum ein Kind nicht in der Herkunftsfamilie verbleiben kann. Meist sind die Gründe körperliche Misshandlung, sexueller Missbrauch, psychische Gewalt oder Verwahrlosung und Vernachlässigung.

Durch den Wechsel des vertrauten Bezugssystems (so traumatisch dieses Umfeld auch gewesen sein mag) kommt es erneut zu einer Traumatisierung der Kinder und Jugendlichen, da ihr vertrautes Umfeld sich plötzlich verändert.

All diese Lebenserfahrungen in einem jungen Alter können zu eingeschränkter sozialer Kompetenz, massiven aggressiven Verhaltensweisen gegen andere oder sich selbst, kriminellen Handlungen, depressiven Episoden oder anderen psychischen Erkrankungen führen.

Ein stabiles, liebevolles Zuhause und engmaschige Psychotherapie sowie potenziell psychiatrische Behandlung sind sehr wichtig für komplex traumatisierte Kinder und Jugendliche, damit sie ihr Trauma aufarbeiten und Strategien entwickeln können, mit ihren Emotionen umzugehen.

4.4 Aggression bei anderen psychischen Störungen

Aggressives Verhalten kann sich auch vermehrt im Zusammenhang mit anderen psychischen Erkrankungen zeigen. Diese werden folgend kurz erklärt und vorgestellt.

4.4.1 Autismus

Menschen mit Störungen aus dem autistischen Formenkreis leiden unter einer konstanten Überforderung durch zu viele Reize von außen. Sie nehmen die Umwelt anders wahr und ihr System ist schnell überreizt. Häufig fehlt Menschen auf dem autistischen Spektrum auch die Sprache oder Ausdrucksfähigkeit (insbesondere bei frühkindlichen Autistinnen), um diese Gefühle auszudrücken.

Wenn nun nicht auf betroffene Personen Rücksicht genommen wird, diese überfordert oder bedrängt werden und sie keine andere Strategie erlernen konnten, sich zu schützen, kann es zu aggressiven Durchbrüchen kommen.

Autismus ist ein sehr spezifisches Störungsbild, das ebenso einer spezifischen Diagnostik und Behandlung bedarf. Wenn Ihr Kind eine Autismus-Spektrum-Störung hat oder Sie den Verdacht hegen, empfiehlt es sich, eine autismusspezifische Therapie zu beginnen. Auch die störungsspezifische Beratung für Eltern, Angehörige und Lehrpersonal kann betroffene Kinder und Jugendliche sehr unterstützen.

4.4.2 ADHS

Obwohl eine Aufmerksamkeitsdefizit- und Hyperaktivitätsstörung (ADHS) häufig mit aggressivem Verhalten assoziiert wird, ist dieses häufig eher ein Ausdruck von Frust oder Selbstwertdefiziten.

Betroffene Kinder und Jugendliche zerstören keine Gegenstände von anderen mutwillig oder verletzen andere bewusst. Meistens passieren diese Dinge aus Unachtsamkeit oder Tollpatschigkeit.

Wenn Kinder mit ADHS aggressives Verhalten zeigen, steckt häufig das Bedürfnis nach Aufmerksamkeit von anderen oder der Ausdruck von Frust und Selbstwertproblemen hinter den Verhaltensweisen. Auch hier ist es essenziell, den Kindern und Jugendlichen andere Möglichkeiten beizubringen, wie sie am besten mit Frust und Ärger umgehen können, ohne dadurch noch mehr anzuecken.

Nähere Informationen zu Aufmerksamkeitsstörungen bei Kindern erhalten Sie im Igelino-Band „Igelino hat Hummeln im Bauch".

4.4.3 Depression

Die meisten Menschen kennen Depressionen oder haben zumindest schon von den typischen Symptomen wie Niedergeschlagenheit, Traurigkeit, Müdigkeit, Appetitlosigkeit und psychosomatischen Schmerzen wie Kopfschmerzen und Bauchschmerzen. Nähere Informationen hierzu finden Sie im Igelino-Band „Igelino lacht nicht mehr".

Ein häufiges Symptom, dass jedoch selten mit einer depressiven Episode assoziiert wird, ist die Reizbarkeit von betroffenen Menschen. Ungeduld, eine negativ gefärbte Wahrnehmung, rasches Gekränktsein oder „Sich-angegriffen-Fühlen" werden immer wieder bei depressiven Menschen beobachtet.

Es ist deswegen umso wichtiger, gut auf die Emotion hinter der Wut oder der Gereiztheit zu achten und als Angehöriger zu versuchen, Verständnis für die Gefühle der betroffenen Person zu zeigen.

4.4.4 Psychose

Psychosen sind Episoden, die durch eine veränderte Wahrnehmung der Realität gekennzeichnet sind. Beispielsweise kommt es häufig zu akustischen, visuellen, olfaktorischen oder taktilen Halluzinationen. Das heißt, dass betroffene Personen Dinge sehen, hören, fühlen, riechen oder sogar schmecken, die andere Menschen nicht wahrnehmen.

Während einer Psychose kann es auch zu Verfolgungswahn oder paranoiden Gedanken kommen. Viele betroffene Menschen fühlen sich verfolgt, vertrauen niemandem mehr oder sind extrem eifersüchtig oder größenwahnsinnig.

Durch diese verzerrte Wahrnehmung der Realität kommt es immer wieder zu massiven verbalen oder physischen Gewaltdurchbrüchen, da sich die psychotischen Menschen real bedroht fühlen und teilweise sogar glauben, um ihr Leben kämpfen zu müssen.

Da eine Psychose für den betroffenen Menschen und sein Umfeld gefährlich sein kann, ist meistens ein stationärer Aufenthalt notwendig, um zu stabilisieren und zu schützen.

4.4.5   Persönlichkeitsstörungen

Von einer Persönlichkeitsstörung wird ausgegangen, wenn die betroffene Person durch stark ausgeprägte und andauernde Persönlichkeitseigenschaften bei sich selbst und im sozialen Umfeld Leidensdruck auslöst. Es gibt nach der ICD-10 unterschiedliche Persönlichkeitsstörungen, die häufig auch mit aggressivem Verhalten verbunden sind. Alle hier anzuführen, ist aus Platz- und Themengründen nicht möglich, es soll lediglich ein kleiner Einblick geboten werden.

Menschen mit einer emotional-instabilen Persönlichkeitsstruktur leiden häufig unter der großen Angst, jemanden zu verlieren. Die konstante Anspannung kann zu autoaggressiven (selbstverletzenden) Verhaltensweisen führen. Auch heftige Wutausbrüche sind ein typisches Merkmal von Betroffenen.

Eine antisoziale Persönlichkeitsstörung zeichnet sich durch das Lügen, Betrügen und aggressives, rücksichtsloses Verhalten gegenüber anderen Menschen oder Tieren aus. Eine Störung des Sozialverhaltens im Kindes- und Jugendalter entwickelt sich manchmal zu einer antisozialen Persönlichkeitsstruktur im Erwachsenenalter.

Personen mit einer paranoiden Persönlichkeitsstruktur fühlen sich oft hintergangen, schlecht behandelt oder betrogen, weshalb sie mit aggressivem Verhalten wie Drohen, Beschimpfen oder sogar körperlicher Gewalt reagieren.

5

Wie entsteht aggressives Verhalten?

Wie bereits erwähnt, wird in der Psychologie stets von einem biopsycho-sozialen Modell ausgegangen. Es gibt einige Risikofaktoren (Benecke, 2014), die die Entstehung von aggressivem Verhalten begünstigen können.

5.1 Risikofaktoren

5.1.1 Gewalterfahrungen

> Der wilde Welpe ist in seiner Familie immer wieder Gewalterlebnissen aus-gesetzt. Einerseits wird er selbst von Papa Hund gebissen, andererseits muss er miterleben, wie Papa Hund auch seine Mutter und die kleine Schwester beißt.

Gewalttätiges Verhalten ruft gewalttätiges Verhalten hervor. Viele Kinder und Jugendliche, die sich aggressiv gegenüber Gleichaltrigen oder Er-wachsenen zeigen, haben Misshandlung erlebt. Verbale oder körperliche Ag-gression durch Elternteile oder andere Bezugspersonen sind ein häufiger Aus-löser für aggressives Verhalten.

Die Streitkultur innerhalb einer Familie oder im engeren Umfeld eines Kindes oder Jugendlichen formt die eigene Wahrnehmung und Problemlöse-strategien, wenn es zu Konflikten kommt. Wird einem Kind eine wert-schätzende und rationale Streitkultur vorgelebt, so ist die Wahrscheinlichkeit größer, dass es selbst auf adaptive (positive) Strategien zurückgreifen kann.

Wird ein Kind oder Jugendlicher jedoch wiederholt durch Gewalterlebnisse belastet, weiß es sich vermutlich auch nicht anders zu helfen, als beim nächsten Konflikt zu schimpfen, zu schreien, zu schlagen oder wegzurennen. Kinder werden auch durch das Beobachten von aggressivem Verhalten, beispielsweise bei Gewalt zwischen den Elternteilen, stark negativ beeinflusst und potenziell traumatisiert.

Auch verbale und psychische Gewalt sind nicht zu unterschätzen, da diese sich besonders im Fühlen und Erleben eines Kindes einprägen und zu gleichen Auswirkungen führen wie körperliche Gewalt.

5.1.2 Überforderung und Selbstwertprobleme

Der wilde Welpe wird zu Hause wenig gelobt und bekommt auch in der Schule und von Gleichaltrigen hauptsächlich negative Rückmeldungen. Es wäre möglich, dass er auch mit dem Lernstoff in der Schule überfordert ist, da er kognitiv zu Hause nicht gefördert wurde oder mehr Unterstützung beim Lernen benötigt hätte.

Ständige emotionale oder kognitive Überforderung durch große Anforderungen der Umwelt begünstigt das Auftreten von aggressivem Verhalten. Wenn Ihr Kind schulische Probleme hat, sich nicht unterstützt fühlt oder andauernd das Gefühl hat, nicht gut genug zu sein, ist die Wahrscheinlichkeit von aggressiven Verhaltensweisen hoch. Diese können sich je nach Kind gegen andere oder sich selbst richten.

Durch häufige Ermahnungen, Schimpfen und Belehrungen sinkt der Selbstwert von Kindern stetig und sie haben Schwierigkeiten, diese negativen Gefühle auszudrücken. Manchmal gibt es dann nur noch eine „Lösung": Schreien, Schlagen, Schimpfen, um sich Luft zu machen.

Kinder benötigen altersadäquate Unterstützung in schulischen und emotionalen Belangen, die sehr individuell ausfallen kann. Manche brauchen mehr, manche weniger. Wichtig ist, dass Angehörige und Lehrpersonen ein Auge darauf haben, wie es Schülerinnen im Unterricht geht und ob sie sozial, emotional oder kognitiv überfordert werden.

Auch durch die Ablehnung oder Ausgrenzung durch Gleichaltrige kann die emotionale und soziale Kompetenzentwicklung von Kindern und Jugendlichen stark leiden. Leider wird daraus zunehmend ein Teufelskreislauf – je weniger positive Kontakte Kinder und Jugendliche zu Peergroups haben, desto schwieriger wird es für sie, sozial zu lernen und dazuzugehören.

5.1.3   Elterliche Erziehung

> Der wilde Welpe leidet in seinem häuslichen Umfeld sehr. Sein Vater ist gewalt-
> tätig und auch seine Mutter ist ohnmächtig und kann ihn nicht beschützen.
> Liebevolle Grenzsetzungen und Unterstützung haben in der Erziehung vom wil-
> den Welpen keinen Platz.

Der Selbstwert von Kindern entwickelt sich vor allem durch bedingungslos
liebevolles erzieherisches Handeln und die Förderung von Autonomie. Es gibt
hier kein richtig und falsch (abgesehen von aggressiven Verhaltensweisen).
Wichtig ist, dass Kinder Grenzen und Regeln kennen, in einem sicheren Rahmen lernen und wachsen dürfen und sich sicher sein können, immer geliebt
und unterstützt zu werden.

Ein wichtiger Faktor, um aggressives Verhalten (und alle weiteren psychischen Erkrankungen) zu vermeiden, sind sozioökonomische Bedingungen.
Begünstigend für die Entwicklung der Erkrankung sind insbesondere Arbeits-
losigkeit, ein niedriges (Aus-)Bildungsniveau, wenig monetäre Ressourcen
und das Fehlen von supportiven familiären Beziehungen. Vor allem der Man-
gel an einem sozialen Supportsystem kann eine längere Dauer und schwereren
Verlauf einer psychischen Störung verursachen.

Je gebildeter die Eltern sind, desto eher werden sie sich über die Erkrankung
ihres Kindes informieren und eine Ressource darstellen. Mit Bildung ist kein
universitärer Bildungsgrad gemeint, sondern das Vermögen, sich Wissen an-
zueignen und umzusetzen.

Der Erziehungsstil, der von Menschen mit ausgeprägtem aggressivem Verhalten häufig berichtet wird, ist durch mangelnde Wärme, geringe Aufsicht
und Struktur, Grenzenlosigkeit, harte Strafen und aggressive Streitkultur gekennzeichnet.

5.1.4   Genetische Veranlagung

> Da der wilde Welpe nicht nur die Genetik seines Vaters hat, sondern seine Ge-
> walttaten auch miterlebt, ist es schwer zu differenzieren, ob die Sozialisierung
> oder die Genetik eine größere Rolle spielen. Vermutlich beeinflussen den wilden
> Welpen beide Faktoren.

Die Wahrscheinlichkeit an einer psychischen Störung zu erkranken, erhöht
sich durch die Erkrankung naher Verwandter. Einerseits wird hierbei von
einer biologischen Ursache ausgegangen, andererseits könnte auch die Sozialisation und das sog. „Lernen am Modell" hierbei eine Rolle spielen.

Bei aggressivem Verhalten könnten ein gewisses Temperament, erhöhte Impulsivität und Risikobereitschaft angeboren sein. Ebenso erhöht sich die Wahrscheinlichkeit, wenn in der Familie jemand bereits delinquent geworden ist. Auch eine niedrige kognitive Leistungsfähigkeit erhöht das Auftreten von aggressiven Verhaltensweisen. Das bedeutet natürlich nicht, dass nicht auch Menschen, die sehr klug sind, körperlich oder psychisch gewalttätig werden können.

6

Wer kann helfen?

6.1 Psychotherapie

6.1.1 Psychotherapie in Deutschland

Die psychotherapeutische Ausbildung in Deutschland setzt ein Magister bzw. Masterstudium der Psychologie oder ein Medizinstudium voraus. Es gibt somit psychologische Psychotherapeuten und medizinische Psychotherapeuten.

In Deutschland sind derzeit 3 Psychotherapierichtungen durch den wissenschaftlichen Beirat Psychotherapie anerkannt und werden von den Krankenkassen rückerstattet:

- Systemische Therapie
- Verhaltenstherapie
- Analytische Psychotherapie bzw. tiefenpsychologisch-fundierte Psychotherapie

6.1.1.1 Systemische Therapie

Bei dieser Therapieform wird nicht nur das betroffene Kind selbst, sondern das gesamte soziale System in den Therapieprozess eingebunden. Es werden vielmehr die Beziehungen des Kindes zu Eltern, Geschwistern und Freunden als die Symptomatik des Einzelnen fokussiert und bearbeitet.

Eine essenzielle Art der systemischen Therapie ist die systemische Familientherapie. Die betroffenen Familienmitglieder werden durch den Psychotherapeuten angeleitet, dysfunktionale Beziehungsmuster aufzudecken und zu bearbeiten. Die sozialen Beziehungen sollen verbessert werden, wodurch alle Individuen in dem besagten System ebenfalls eine Linderung ihrer Symptome erfahren (Benecke, 2014).

Alle betroffenen Teilnehmerinnen der systemischen Familientherapie sind am Problem und an dessen Lösung beteiligt, indem Interaktionen untereinander hinterfragt werden. Gemeinsam werden Veränderungsmöglichkeiten erprobt und in den Therapiesitzungen reflektiert.

Insbesondere bei Kindern und Jugendlichen mit psychischen Erkrankungen ist oftmals eine systemische Familientherapie indiziert. Viele problematische Verhaltensmuster und aufrechterhaltende Faktoren finden sich im System Familie. Deshalb ist es umso wichtiger, nicht nur beim Kind selbst, sondern auch bei den Eltern anzusetzen.

> Das Familiensystem des wilden Welpen ist durch Gewalt erschüttert. Sobald Papa Hund in einer Einzeltherapie an seinem eigenen Verhalten und Fühlen gearbeitet hat, ist es möglich, die Familie in den therapeutischen Prozess einzubeziehen. Es kann gemeinsam analysiert werden, welche dysfunktionalen Kommunikationsmuster in der Hundefamilie auftreten und wie diese verändert werden können.

6.1.1.2   Verhaltenstherapie

Wie der Name schon sagt, beschäftigt sich die Verhaltenstherapie mit dem Verhalten der Menschen und arbeitet symptomorientiert. Sie basiert auf Lerntheorien und Theorien zur Konditionierung.

Es wird davon ausgegangen, dass Verhalten erlernt wird. Das kann durch das Beobachten von Bezugspersonen, wie zum Beispiel der Eltern, erfolgen. Es ist aber auch möglich, dass ein Kind lernt, dass gewisses Verhalten sich lohnt. Dann wird es dieses Verhalten weiterhin oder sogar verstärkt zeigen. Das Gleiche gilt für Verhalten, das als wenig lohnend erscheint. Dieses wird vom Kind weniger oder gar nicht mehr gezeigt werden. Solche Prozesse finden teilweise auch unterbewusst statt.

> In der Verhaltenstherapie darf der wilde Welpe zunächst Situationen analysieren, die bei ihm massive Wut auslösen. Das Gefühl hinter der Wut wird gemeinsam mit dem Verhaltenstherapeuten reflektiert und besprochen. Zusammen wird dann versucht, alternative Handlungsmöglichkeiten zu erproben und zu integrieren. Diese neuen Strategien werden regelmäßig besprochen und so verändert, dass der wilde Welpe auf diese leichter zurückgreifen kann und es weniger zu aggressiven Eskalationen kommt.

Die Verhaltenstherapie beschäftigt sich jedoch nicht nur mit erlerntem Verhalten, sondern auch mit der Kognition. Als Kognition bezeichnet man das Wahrnehmen, Denken, Schlussfolgern und Begreifen der Menschen. Bei psychischen Erkrankungen herrschen besonders häufig dysfunktionale Denkschemata oder kognitive Fehler vor, die verhaltenstherapeutisch durch kognitive Umstrukturierung verändert werden können.

6.1.1.3 Analytische Psychotherapie/ Tiefenpsychologisch-fundierte Psychotherapie

Tiefenpsychologische Verfahren beschäftigen sich vor allem mit unbewussten, inneren Konflikten. Die psychoanalytische Theorie geht davon aus, dass frühe Traumata und negative Erfahrungen in der Kindheit oder individuellen Lebensgeschichte zu diesen Konflikten führen. Der Beziehung des Patienten zum Therapeuten kommt eine besondere Bedeutung zu.

> Es wäre möglich, dass der wilde Welpe durch das aggressive Verhalten von Papa Hund in einer frühen Lebensphase traumatisiert wurde. Dieser Konflikt könnte durch die therapeutische Arbeit mit der weisen Eule reinszeniert werden. Das heißt, der wilde Welpe projiziert seine Gefühle von Angst, Ohnmacht und Wut auf die weise Eule, wodurch diese bewusst gemacht werden und aktiv bearbeitet werden können. Bei tiefenpsychologischen Verfahren steht die Bewusstwerdung von unbewussten Konflikten im Vordergrund.

6.1.2 Psychotherapie in Österreich

Psychotherapeuten in Österreich durchlaufen meist eine 2-phasige Ausbildung. Als Basis gilt das sog. Psychotherapeutische Propädeutikum, das zumeist an den entsprechenden Instituten der Universitäten angeboten wird und therapeutische Grundkompetenzen, Selbsterfahrung und Informationen über die einzelnen Therapierichtungen enthält. Ein Studium der Psychologie ist hierfür keine Voraussetzung.

In weiterer Folge wird ein Fachspezifikum der gewählten Therapieschule begonnen und unter steter Selbstreflexion abgeschlossen.

In Österreich gibt es insgesamt 23 unterschiedliche Therapiemethoden, die anerkannt sind. Diese sind in 4 methodische Übergruppen unterteilt:

- Tiefenpsychologisch-psychodynamische Zugänge
- Verhaltenstherapeutische Methoden

- Systemische Therapierichtungen
- Humanistisch-existenzielle Methoden

Da die anderen Übergruppen bereits in Abschn. 6.1.1 erklärt wurden, soll hier nur auf die *humanistisch-existenziellen Methoden* eingegangen werden. Diese bestehen aus theoretischen und praktischen Zugängen und beschäftigen sich immer mit der Ganzheitlichkeit des menschlichen Seins und nicht nur mit Teilaspekten wie erlerntem Verhalten oder dem Unterbewusstsein.

Der humanistisch-existenzielle Zugang fokussiert das Individuum als Ganzes. Das bedeutet, der Mensch steht im Vordergrund. Es wird die eigene Lebensgeschichte und Persönlichkeitsentwicklung thematisiert. Wichtig ist der stets positive Fokus und die Frage nach dem Sinn des Lebens.

> Der wilde Welpe lernt von der weisen Eule, achtsam zu sein und gar nicht erst so stark in die Wut zu fallen. Er achtet mehr darauf, wie er sich in gewissen Situationen fühlt und erkennt Grenzen. Sie bearbeiten gemeinsam wichtige Lebensereignisse und reinszenieren diese in Rollenspielen. Die weise Eule setzt stets einen positiven Fokus und rückt die Entwicklungsschritte des wilden Welpen in den Vordergrund.

6.1.3 Psychotherapie in der Schweiz

In der Schweiz gibt es je nach Kanton unterschiedliche Richtlinien zur psychotherapeutischen Ausbildung. Zumeist sind jedoch ein facheinschlägiges Studium und eine darauffolgende Psychotherapieausbildung vorgesehen. Es gibt verschiedene Verbände, die Psychotherapieausbildungen anbieten und die jeweiligen Psychotherapierichtungen evaluieren und aufnehmen.

Ebenso wie in Österreich sind in der Schweiz folgende Übergruppen der Psychotherapierichtungen anerkannt:

- Analytische Therapien
- Tiefenpsychologisch-fundierte Methoden
- Systemische Therapie
- Humanistische Psychotherapie

In der Schweiz kommen noch körperorientierte und kunstorientierte Methoden hinzu.

6.2 Klinische Psychologie in Österreich

Einen wesentlichen Beitrag zur psychologischen Diagnostik und Behandlung in Österreich leistet die klinische Psychologie. Anders als bei der Psychotherapieausbildung ist hierfür ein Masterstudium der Psychologie Grundvoraussetzung. Darauf folgt eine ausführliche praktische und theoretische Zusatzausbildung, in der psychische Störungsbilder, Behandlungskonzepte, wissenschaftlich-fundierte Diagnostikverfahren und Interventionen erlernt werden. Für die Ausbildung wird die Arbeit mit allen Altersgruppen, die Zusammenarbeit mit einem multiprofessionellen Team und stetige Supervision sowie Selbsterfahrung in unterschiedlichen Settings vorausgesetzt. Die Ausbildung wird von unterschiedlichen Instituten in Österreich angeboten und ist selbst zu bezahlen. Ebenso gibt es strikte Fortbildungsrichtlinien, damit die Berufsangehörigen stets auf dem neuesten Stand der Forschung bleiben und sich aktuelle Diagnostik- bzw. Behandlungskonzepte aneignen können.

Klinische Psychologinnen sind in Österreich sowohl im niedergelassenen Bereich als auch in Institutionen tätig. Es gibt direkte Verträge mit den Krankenkassen, aber auch Wahlpsychologen. Ebenso ist die Ausbildung „Klinische Psychologie" die Voraussetzung für zahlreiche Weiterbildungen wie beispielsweise die Neuropsychologie oder Kinder-, Jugend- und Familienpsychologie.

Ein wesentlicher Arbeitsbereich, der klinischen Psychologen vorbehalten ist, ist die klinisch-psychologische Diagnostik. Durch eine biopsychosoziale Anamnese, das Durchführen von validierten Testverfahren und dem klinischen Eindruck wird eine klinisch-psychologische Diagnose erstellt. Zusätzlich sind Beratung und Behandlung im Einzel-, Paar-, oder Gruppensetting eine Teilaufgabe von klinischen Psycholog*innen.

Wie in vielen Bereichen ist die Zusammenarbeit in einem multiprofessionellen Team erstrebenswert. Der stetige Austausch mit Fachärztinnen, Psychotherapeutinnen, Sozialarbeiterinnen, Ergotherapeutinnen und Logopädinnen stellt für die klinisch-psychologische Arbeit einen Mehrwert dar.

Die weise Eule führt mit Mama Hund und dem wilden Welpen selbst ein ausführliches Gespräch. Dieses sog. Anamnesegespräch umfasst Informationen zu Vorerkrankungen, den Lebensumständen, Problemen und Ressourcen des wilden Welpen. Dann händigt sie Mama Hund und dem wilden Welpen Fragebögen aus, die sie ausfüllen sollen. Diese Fragebögen erfassen unterschiedliche Aspekte der Symptomatik. Die weise Eule stellt weitere Fragen, um mögliche andere psychische Erkrankungen auszuschließen. Zum Schluss fasst sie die Ergebnisse zusammen und kommt gegebenenfalls zu einer Diagnose. Nun klärt sie Mama Hund und den wilden Welpen darüber auf, dass er unter einer Störung des Sozialverhaltens/komplexen Traumafolgestörung leidet und was das bedeutet. Sie verweist an einen Psychotherapeuten und an einen Facharzt für Kinder- und Jugendpsychiatrie, falls nötig. Zusätzlich führt sie mit Mama Hund entlastende Beratungsgespräche, um sie im Umgang mit dem wilden Welpen zu unterstützen und zu entlasten. Auch für Mama Hund empfiehlt sie psychotherapeutische oder klinisch-psychologische Behandlung, da diese durch die Gewalttaten des Hundevaters ebenfalls traumatisiert wurde.

6.3 Psychiatrie

Eine weitere wichtige Fachrichtung zur Diagnostik und Behandlung ist die Fachrichtung Psychiatrie. Fachärztinnen für Psychiatrie durchlaufen zunächst ein Studium der Humanmedizin, um dann eine mehrjährige Facharztausbildung zu absolvieren. Im Anschluss kann eine Spezifikation der Altersgruppe vorgenommen werden. Im Kinder- und Jugendbereich kommt es häufig zur Zusammenarbeit mit Fachärztinnen für Kinder- und Jugendpsychiatrie.

Psychiater sind als Mediziner die einzige Berufsgruppe, die Medikamente verschreiben darf. Die medikamentöse Behandlung von Kindern und Jugendlichen ist stets ein heikles und umstrittenes Thema. Insbesondere bei psychiatrischen Störungsbildern kann diese jedoch Abhilfe schaffen und wird häufig angewandt, um den Beginn einer Psychotherapie zu ermöglichen und belastende Symptome zu vermindern.

Die weise Eule bemerkt, dass der wilde Welpe und die ganze Hundefamilie stark unter dem aggressiven Verhalten leiden. Er kann auch durch Psychotherapie nicht ausreichend unterstützt werden. Deswegen schickt die weise Eule den wilden Welpen zu Dr. Wolf, denn der kennt sich besonders gut mit Zauberkügelchen aus. Dr. Wolf lernt den wilden Welpen und Mama Hund kennen, liest einen Brief der weisen Eule (Befund) und schreibt ein Rezept. Wenn der wilde Welpe regelmäßig die Zauberkügelchen schluckt, wird es ihm bald besser gehen. Alle paar Wochen besucht er Dr. Wolf und bespricht mit ihm, wie er sich fühlt.

Psychiatrische Behandlung bei Kindern mit aggressivem Verhalten

Eine häufige Wahl in der medikamentösen Behandlung bei Kindern mit aggressivem Verhalten ist Risperidon. Dieses kann bei regelmäßigen, massiven Wutausbrüchen, schwerwiegender Aggressivität, hoher Impulsivität und mangelnder emotionaler Regulation als Kurzzeitbehandlung verschrieben werden.

Die Einnahme von Psychopharmaka sollte stets von psychotherapeutischen oder klinisch-psychologischen Behandlungsmaßnahmen und Erziehungsberatung mit den Kindeseltern oder Betreuungspersonen begleitet werden. Oftmals dauert es eine Weile, bis ein gut verträgliches Medikament und eine passende Dosierung gefunden wurde. Eine medikamentöse Einstellung ist jedoch häufig sehr entlastend für die Betroffenen, weshalb die Scheu davor abgelegt werden sollte.

7

Was können wir tun?

7.1 Psychologische Tipps im Umgang mit Kindern mit aggressivem Verhalten

Suchen oder vermitteln Sie professionelle Hilfe

Der Lehrer Herr Fuchs und Igelinos Eltern bemerken am Verhalten des wilden Welpen, dass seine Familie Hilfe benötigt. Gemeinsam unterstützen Sie die Mutter des wilden Welpen und dadurch kann in der Hundefamilie endlich ein wenig Ruhe einkehren.

Wenn Sie mehrere der bereits genannten Anzeichen von aggressivem Verhalten bei Ihrem Kind feststellen, ist es wichtig, sich nicht bloß auf Vermutungen zu stützen. Vereinbaren Sie einen Termin mit Fachexpertinnen, die Sie beraten und Ihnen weiterhelfen können.

Fällt Ihnen im Umfeld ein Kind besonders auf, dass aggressives Verhalten zeigt: Versuchen Sie, die Familie zu unterstützen, indem Sie Hilfe anbieten. Ziehen Sie die Schule oder die Kinder- und Jugendhilfe zu Rate und schauen Sie nicht weg.

Auf folgenden Websites finden Sie Unterstützung:

http://www.kinderpsychiater.org
http://www.therapie.de
http://www.psychotherapie.at
http://www.oegkjp.at
http://www.sgkjpp.ch

© Der/die Autor(en), exklusiv lizenziert an Springer-Verlag GmbH, DE, ein Teil von Springer Nature 2023
L. Pongratz, *Igelino und der wilde Welpe*, https://doi.org/10.1007/978-3-662-65992-2_7

> **Bleiben Sie ruhig und bei sich**
>
> Der Hundevater des wilden Welpen zeigt selbst aggressives Verhalten, wodurch er die ganze Hundefamilie einschüchtert und die Aggression des wilden Welpen auslöst bzw. verstärkt. Igelino ist immer wieder das Ziel des aggressiven Verhaltens, schlägt oder schreit jedoch nicht zurück.

Leichter gesagt als getan. Wenn wir mit aggressivem Verhalten (egal in welchem Kontext) konfrontiert werden, ist es nur schwer möglich, sich nicht aus der Ruhe bringen zu lassen und mit Gegenaggression zu reagieren.

Umso wichtiger ist es für Angehörige, sich über die Bedürfnisse und Gefühle, die hinter aggressivem Verhalten stecken können, im Klaren zu sein. Durch besseres Verständnis der Beweggründe eines Kindes kann das aggressive Verhalten leichter als das interpretiert werden, was es schlussendlich ist: Ein Sprachrohr für ein unerfülltes Bedürfnis.

> **Achten Sie auf eigene Ressourcen**
>
> Papa Hund hat offensichtlich selbst kaum Strategien erlernt, mit seinen Gefühlen so umzugehen, dass er anderen damit nicht schadet. Vielleicht ist er überfordert oder unglücklich in seinem Beruf, hat finanzielle Sorgen oder durfte selbst keine liebevolle, sichere Bindung zu seinen Eltern erleben.

Viele Angehörige, die gewaltsam mit ihren Kindern umgehen, leiden unter starkem Stress oder konstanter Überforderung. Wir können nur liebevoll für unsere Kinder da sein, wenn es uns selbst gut geht. Gerade deswegen ist es essenziell, sich auch regelmäßig eine kurze Auszeit zu gönnen und auf Selbstfürsorge zu achten.

Auch wenn Sie selbst in Ihrer Herkunftsfamilie körperliche oder psychische Gewalt erlebt haben, heißt das noch lange nicht, dass Sie diese an Ihre Kinder weitergeben. Reflektieren Sie stets Ihr Verhalten und versuchen Sie, durch psychologische Unterstützung eigene Traumata zu verarbeiten. Dadurch wird es Ihnen und auch Ihren Kindern bessern gehen.

Nehmen Sie sich eine Auszeit, wieder Energie zu tanken. Holen Sie sich Unterstützung durch eine Selbsthilfegruppe und tauschen Sie sich mit betroffenen Angehörigen aus. Wenn Sie auch andere Kinder haben, ist es wichtig darauf zu achten, dass sich diese nicht vernachlässigt fühlen. Planen Sie beispielsweise einmal eine Aktivität ausschließlich mit einem Geschwisterkind ein, um auch dessen Bedürfnissen Raum zu geben. Tauschen Sie sich mit

Pädagoginnen und Behandlerinnen aus. Achten Sie auf Ihren eigenen seelischen Zustand. Machen Sie Yogakurse, Meditationstechniken oder Entspannungsübungen.

Auf diesen Websites finden Sie Selbsthilfegruppen:

http://www.nakos.de
http://www.selbsthilfe.at
http://www.bundesverband-selbsthilfe.at
http://www.selbsthilfeschweiz.ch

> **Geben Sie Halt**
>
> In der Familie des wilden Welpen sind weder zeitlich noch emotional Ressorcen für die Kinder übrig. Papa Hund ist selbst aggressiv und weiß sich nicht anders zu helfen, als zu beißen. Mama Hund ist verzweifelt und überfordert, denn auch sie kann sich gegen die Gewalt ihres Partners nicht wehren.

Kinder benötigen Halt und Struktur, an der sie sich orientieren und festhalten können. Wie bereits mehrmals beschrieben, steckt hinter aggressivem Verhalten immer eine Motivation, ein Gefühl oder Bedürfnis. Natürlich ist es auch wichtig, nicht jedes Verhalten ohne Konsequenzen durchgehen zu lassen.

Beispielsweise haben Sie die Verantwortung, Ihr Kind vor sich selbst und andere vor einem Wutausbruch Ihres Kindes zu schützen. Das heißt jedoch nicht, dass Sie selbst aggressiv werden oder gar Gewalt anwenden.

Setzen Sie Grenzen am besten dann, wenn Sie selbst noch ruhig sind und nehmen Sie Ihr Kind aus der Situation. Bringen Sie Ihrem Kind auch bei, sich für aggressives Verhalten zu entschuldigen und für sich selbst eine Erklärung zu haben, warum es sich so verhalten hat.

Es ist wichtig, Kinder nicht einfach zu bestrafen, sondern Sie darüber aufzuklären, welches Verhalten Sie nicht tolerieren und welche anderen Verhaltensmöglichkeiten Ihr Kind zur Auswahl hat.

Dieser Lernprozess beginnt bereits sehr früh, weshalb es wichtig ist, darauf zu achten, dass auch Sie sich als Bezugsperson nicht alles von Ihrem Kind gefallen lassen. Auch Sie dürfen Emotionen verbalisieren und Grenzen setzen – Ihr Kind wird Ihnen später einmal dafür dankbar sein.

> **Bleiben Sie wertschätzend**
>
> Papa Hund zeigt selten wertschätzendes Verhalten seiner Familie gegenüber und ist in seinen aggressiven Ausbrüchen unberechenbar.

Unsere Kinder lernen am sozialen Modell. Sie beobachten und genau und werden viele unserer Verhaltensweisen übernehmen oder nachahmen. Auch aggressives Verhalten wird häufig durch die Beobachtung von Eltern oder engen Bezugspersonen erlernt.

Wenn Sie beispielsweise mit Ihrem Partner in Konfliktsituationen nur schreien, Türen knallen oder gar bei jedem Konflikt die Flucht ergreifen, sind das Strategien, die Ihr Kind verinnerlichen könnte.

Versuchen Sie, mit gutem Beispiel voranzugehen. Bemühen Sie sich um eine wertschätzende, konstruktive Streitkultur. Da das natürlich nicht immer klappen wird, gibt es auch in Eskalationen eine Chance: Leben Sie Ihrem Kind vor, wie man eigenes Fehlverhalten reflektiert und sich bei seinem Gegenüber entschuldigt. Das wird die soziale und emotionale Kompetenz Ihres Kindes stärken und entlasten, denn: Wir alle machen Fehler. Wie wir damit umgehen ist entscheidend.

Stärken Sie den Selbstwert Ihres Kindes

Durch das konstante aggressive Verhalten des wilden Welpen bekommt er viele negative Reaktionen von der Umwelt. Er wird von niemandem wirklich gemocht und auch zu Hause wird mit ihm nicht wertschätzend umgegangen.

Das beste Erfolgsrezept für einen gesunden Selbstwert Ihres Kindes besteht aus qualitätsvoller, gemeinsamer Zeit, wohlwollender und unterstützender Erziehung und der Hilfestellung, in einem geschützten Raum selbstständig zu werden. Jedes Kind hat Stärken und Talente, die positiv hervorgehoben werden können. Unterstützen Sie die bereits vorhandenen Fähigkeiten Ihres Kindes durch positiven Zuspruch und ermutigen Sie Ihr Kind, sich auch an Dingen zu versuchen, die es noch nicht so gut beherrscht. Oft ist es nicht leicht, die richtige Balance zu finden, ohne Druck auszuüben. Hat Ihr Kind dann jedoch etwas geschafft, wofür es sich anstrengen musste, wird es umso stolzer sein. Das Überwinden von Hürden stärkt den Selbstwert. Im Anschluss finden Sie einige Ressourcenübungen, die Ihr Kind bei der Entwicklung eines adäquaten Selbstwertgefühls unterstützen können. Die Basis ist jedoch immer die vom Kind empfundene bedingungslose Liebe und Anerkennung der Erziehungspersonen.

7.2   Ressourcenübungen

Um die Selbstsicherheit, den Selbstwert und die Entspannungsfähigkeit Ihres Kindes zusätzlich zu stärken und eventuelle negative Verhaltensmuster zu durchbrechen gibt es bestimmte Übungen, die Sie mit Ihrem Kind (oder im Kreis der gesamten Familie) durchführen können. Die folgenden Ressourcenübungen haben sich in meiner Arbeit insbesondere bei aggressivem und impulsivem Verhalten bewährt.

Der Giftzwerg

Sie benötigen: Einen ruhigen, ungestörten Ort und Plakate/Buntstifte/Bastel-materialien.

- Malen Sie gemeinsam mit Ihrem Kind einen Zwerg. Erzählen Sie Ihrem Kind, dass dieser Zwerg manchmal ganz schön sauer werden kann.
- Fragen Sie Ihr Kind, warum der Zwerg wütend sein könnte und wann es selbst häufig wütend ist.

„Was macht den Giftzwerg wohl so wütend?"
„Wann warst du zuletzt so richtig wütend?"
„Was macht dich richtig sauer?"

- Besprechen Sie, was der Giftzwerg tut, wenn er wütend ist. Fragen Sie auch Ihr Kind, wie es reagiert, wenn es zornig ist.
- Wenn Ihr Kind schlagen/beißen/schreien oder ähnliches aggressives Verhalten angibt, dann bieten Sie Alternativen an.

Gestalten Sie gemeinsam 2 Plakate mit je einem Giftzwerg. Der 1. ist sehr wütend und schimpft und schlägt um sich. Der 2. Zwerg ärgert sich, zieht sich aber zurück oder spricht an, was ihn stört. Fragen Sie Ihr Kind, welchem Zwerg es besser geht.

Der Geduldsfaden

Sie benötigen: Wolle oder einen langen Faden, minimale handwerkliche Fähigkeiten.

* Schneiden Sie gemeinsam mit Ihrem Kind einen sehr langen Faden ab.
* Knüpfen Sie mehrere „Zaubermaschen" in den Faden (Anleitungen hierzu gibt es im Internet).

Zaubermaschen sind kleine Maschen, die sich durch das Aufziehen vollständig auflösen

* Erklären Sie, dass jede Zaubermasche für ein bisschen Geduld steht. Geduld benötigen wir, damit wir auf unangenehme Situationen oder Dinge nicht aggressiv reagieren.
* Nennen Sie pro Zaubermasche je eine schwierige Situation, die den Geduldsfaden strapaziert und lösen Sie dann eine Zaubermasche.

> **Beispiel**
> Du wachst morgens auf und hast es eilig. Leider braucht deine Schwester wieder besonders viel Zeit im Bad und du kannst dich nicht frisch machen. Du bist genervt – dein Geduldsfaden wird dünner.

* Bevor die letzte Zaubermasche aufgelöst wurde, geben Sie positive Situationen und Erfahrungen an, die zu mehr Geduld beitragen können. Für jede genannte Situation machen Sie wieder eine neue Zaubermasche.

> **Beispiel**
> Deine Lehrerin begrüßt dich freundlich und lobt dich für deine Pünktlichkeit.

* Anhand dieser Übung fällt es Kindern leichter zu verstehen, wie Aggression durch Überforderung und entsteht und was helfen kann, sich vor diesem Stress zu schützen.

Der Spiegel

Sie benötigen: Einen Spiegel und ruhige, konfliktfreie Zeit.

- Erklären Sie Ihrem Kind, dass wir häufig Dinge sagen und tun, die wir nicht so meinen, wenn wir wütend sind.
- Stellen Sie sich vor einen Spiegel und machen Sie ein grimmiges Gesicht. Leiten Sie Ihr Kind an, dasselbe auch zu tun.
- Fragen Sie Ihr Kind, wie es sich fühlt, wenn sein Spiegelbild es so zornig betrachtet.
- Nun lächeln Sie sich selbst im Spiegel zu. Ihr Kind soll es Ihnen gleichtun.
- Vergleichen Sie die Gefühle, die entstehen, wenn man angelächelt wird und wenn man „böse" angeschaut wird.
- Die Übung kann auch durch freundliche und unfreundliche Äußerungen erweitert werden.

Beispiel

„Wie schön, dass du da bist." im Vergleich zu „Geh weg."

- Wenn Ihr Kind sich auf das eigene Spiegelbild nicht so gut einlassen kann, versuchen Sie selbst, das Kind durch freundliche und grimmige Mimik zum Reflektieren zu bringen.
- Besprechen Sie, worauf Sie zukünftig gemeinsam achten wollen, wenn Sie und Ihr Kind miteinander oder mit anderen Menschen sprechen.

Der Countdown

Sie benötigen: Die Fähigkeit, bis 10 zu zählen.

- Erklären Sie Ihrem Kind, dass die Wut ein sehr schnelles Gefühl ist. Manchmal ist die Wut sogar so schnell da, dass wir Menschen uns gar nicht mehr überlegen können, ob etwas, dass wir tun oder sagen, eine andere Person verletzt oder kränkt.
- Weil die Wut häufig auch wieder genauso schnell weggeht, wie sie gekommen ist, gibt es einen einfachen Tipp, der dabei hilft, kurz innezuhalten.
- Zählen Sie mit Ihrem Kind von 10 bis 1. Nach jeder Zahl atmen Sie gemeinsam tief ein und aus.
- Fragen Sie Ihr Kind, wie es ihm geht. Stellen Sie sich gemeinsam vor, dass die Wut beim Zählen 10 Schritte macht. Mit jeder Zahl macht sie einen Schritt von Ihnen und Ihrem Kind weg, bis sie außer Reichweite ist.
- Wenn die Wut nicht mehr so nahe ist, fällt es leichter darüber zu sprechen, was uns so sauer macht.
- Versuchen Sie diese Übung gemeinsam in Situationen anzuwenden, in denen Sie oder Ihr Kind (oder beide) wütend aufeinander sind. Lassen Sie sich nicht entmutigen, wenn die Übung zunächst nicht klappt. Es ist schwierig, sich in emotionalen Situationen auf solche Ressourcenübungen einzulassen, jedoch wie der Name schon sagt: Übung macht die Meisterin!

Die Ruheoase/der Abkühlort
Sie benötigen: Die räumlichen Begebenheiten, um etwas Abstand gewinnen zu können.

- Besprechen Sie mit Ihrem Kind, dass wir manchmal so wütend werden, dass wir ein bisschen Zeit und Ruhe benötigen, um wieder entspannen zu können. Erklären Sie das Gefühl „Wut" an einem Beispiel. Wenn Sie einen Tee frisch zubereiten, ist er noch zu heiß, um getrunken werden zu können. Da können wir uns ganz schön schmerzhaft die Zunge verbrennen. Wenn der Tee etwas ausgekühlt ist, können wir ihn aber richtig genießen.
- Auch die Wut benötigt manchmal eine Abkühlphase. Etablieren Sie mit Ihrem Kind 2 Orte. Einen gemütlichen Ort bekommt Ihr Kind (zum Beispiel eine Kuschelecke auf der Couch), den anderen Ort bekommen Sie (zum Beispiel Ihr Schlafzimmer). Besprechen Sie in einer ruhigen Minute, dass es manchmal besser ist, jeder geht an seinen „Abkühlort" und danach wird über Probleme gesprochen.
- Ihr Kind lernt dadurch, dass auch Sie manchmal eine Abkühlphase brauchen und Sie es nicht einfach wegschicken, sondern ehrlich kommunizieren und trotzdem für sich und Ihr Kind da sind. Versuchen Sie in Konfliktsituationen diesen sicheren Abkühlort anzubieten und schicken Sie Ihr Kind nicht zur Strafe weg. Es lernt so nur, dass es mit negativen Emotionen alleine zurechtkommen muss und dass „Wütendsein" nicht erwünscht ist.
- Besprechen Sie möglichst alle Konfliktsituationen mit Ihrem Kind. Sie stärken dadurch die emotionale Kompetenz Ihres Kindes und das Vertrauen in Sie als sichere Bezugsperson.

> *Anmerkung:* Wir alle wissen – das ist alles andere als leicht. Lassen Sie sich nicht entmutigen und machen Sie sich keine Vorwürfe, wenn es Ihnen auch mal nicht gelingt, ruhig zu bleiben. Wir sind alle Menschen und geben unser Bestes. Ihre Bereitschaft, für Ihr Kind da zu sein und sich selbst zu reflektieren, ist sehr viel wert. Seien Sie stolz darauf!

Der Wirbelwind
Sie benötigen: Die freie Natur, Sportgeräte, viel Raum zum Laufen.

- Erlernen Sie mit Ihrem Kind unterschiedliche körperliche Strategien, mit der Wut umzugehen.
- Gehen Sie nach draußen und rennen Sie die Wut gemeinsam „raus". Dabei darf ruhig richtig die Puste ausgehen.
- Schreien Sie gemeinsam. Ja, wir dürfen auch einmal laut sein. Rufen Sie sich gemeinsam alles von der Seele, was Sie an diesem Tag auf die Palme gebracht hat.
- Gestalten Sie gemeinsam einen Wutparcours. Springen Sie über Baumstämme, umkreisen Sie Bäume in unterschiedlichen Richtungen – ihrer Fantasie sind keine Grenzen gesetzt.
- Auch auf Spielplätzen können Sie sich gemeinsam wunderbare austoben. So hoch schaukeln wie möglich, schnelles Drehen am Karussell – helfen Sie Ihrem Kind, ordentlich Energie loszuwerden und sich richtig auszupowern.
- Verwenden Sie einen Boxsack oder ein Kissen, um die Wut herauszulassen. Vermitteln Sie Ihrem Kind, wie wichtig es ist, Wut nicht aufzustauen und dass es Möglichkeiten gibt, diese so loszuwerden, dass niemand anderem dadurch wehgetan wird.
- Körperliche Betätigung senkt nachweislich das Aggressionspotenzial und ist eine hilfreiche alternative Verhaltensstrategie.

Die Bedürfnishöhle

Sie benötigen: Mal- bzw. Bastelutensilien.

- Gestalten Sie mit Ihrem Kind gemeinsam eine Höhle, deren Eingang durch einen großen, schweren Stein verdeckt wird.
- Der große, schwere Stein ist die Wut. In der Höhle leben kleine Wesen, die sich Bedürfnisse nennen.
- Diese Wesen stehen immer hinter dem großen Stein, können jedoch nicht an dem Stein vorbei, weil er so groß und schwer ist.
- Erklären Sie Ihrem Kind, dass die Wut oft im Vordergrund steht, obwohl eigentlich ein anderes Gefühl oder Bedürfnis dahintersteckt.

Beispiel

„Weißt du noch, als deine Freundin nicht bei dir übernachten konnte, weil sie krank war? Du warst total wütend und hast deine Tür hinter dir zugeknallt. Kann es sein, dass du aber eigentlich traurig warst, weil du dich schon so auf eure gemeinsame Zeit gefreut hattest?"

- Diese Übung soll Ihrem Kind veranschaulichen, welche Emotion tatsächlich hinter der Wut steht und dass es in Ordnung und sogar wichtig ist, die Bedürfnisse und Gefühle hinter der Wut selbst erkennen und verbalisieren zu können.

Die Ermutigungsdusche

Sie benötigen: Papier und Stifte, Zeit im Kreise der Familie.

- Setzen Sie sich mit Ihrer Familie (auch im Freundeskreis und bei Kinderparties möglich) an einen Ort, wo sie es bequem und ruhig haben und wo sich alle wohlfühlen können.
- Bestimmen Sie eine Person, die heute eine Ermutigungsdusche bekommt. Das kann durch Auszählen, Eigenschaften (Größe, Alter, Augenfarbe) oder durch ein kleines Aufwärmspiel (UNO, Würfeln) geschehen. Vergewissern Sie sich, dass immer jemand anderer drankommt, um Neidgefühle untereinander zu vermeiden.
- Die Person, die ausgewählt wurde setzt sich in die Mitte oder ans Ende des Tisches. Nun darf jedes Familienmitglied überlegen, was an der Person besonders toll und positiv ist. Auch mehrere Nennungen sind erlaubt. Es sind nicht nur Eigenschaften, sondern auch tolle Dinge, die die Person getan oder erreicht hat, möglich. Kindern, die noch nicht schreiben oder lesen können, werden die Ermutigungen direkt gesagt oder vorgelesen.
- Alle Zettel kommen in einen Hut und nun darf die Person in der Ermutigungsdusche ziehen und laut vorlesen. Durch den positiven Zuspruch von den Familienmitgliedern wird nicht nur das eigene Selbstbild in ein besseres Licht gerückt, sondern auch die Fremdwahrnehmung durch die anderen.
- Ziel der Übung soll sein, dass ein negatives Selbstbild hinterfragt wird.

„Vielleicht bin ich gar nicht so schlecht, wie ich geglaubt habe?"

Die Fantasiereise

Sie benötigen: Einen ruhigen, gemütlichen Ort und die eigene Fantasie.

→ Diese Übung soll Ihr Kind entspannen und eine Auszeit von Reizüberflutung und innerer Unruhe ermöglichen.

- Finden Sie mit Ihrem Kind einen gemütlichen Ort, wo es gut sitzen oder liegen kann. Wenn es möchte, kann es die Augen schließen.
- Begeben Sie sich nun mit Ihrem Kind auf eine Reise in Ihrer Fantasie. Führen Sie es an einen Ort, den es sich schön vorstellt oder an dem es sich schon wohl gefühlt hat.

Beispiel

„Stell dir einmal vor, wir fahren wieder auf die Almhütte im Wald. Es ist Sommer und die Sonne kitzelt auf deiner Nase. Dir ist warm und du kannst barfuß laufen. Die Kühe auf der Weide grasen und du kannst sie streicheln. Du freust dich schon auf das Frühstück, weil du dann wieder frische Milch vom Bauernhof holen kannst."

Bauen Sie folgende Bausteine ein:

„Wo bin ich?"

„Wie fühle ich mich?"

„Was spüre, rieche, schmecke, höre ich?"

„Wohin gehe ich?"

„Woran denke ich?"

- Wenn Sie Schwierigkeiten mit dem freien Erzählen haben, können Sie sich auch Stichwörter der Fantasiereise im Vorhinein zusammenschreiben.
- Wichtig ist, dass nur Sie sprechen und Ihr Kind sich auf das Gehörte konzentriert.
- Führen Sie Ihr Kind am Ende der Fantasiereise sanft wieder in die Realität zurück und lassen Sie es das Gehörte/Gefühlte malen und/oder besprechen Sie es gemeinsam.

Das ABC des Positiven

Sie benötigen: Einen ruhigen Ort und eventuell buntes Papier und Stifte.

➜ Diese Übung kann regelmäßig wiederholt werden und soll die Gedankenwelt Ihres Kindes in ein positives Licht rücken.

➜ Zur Durchführung dieser Übung sollte Ihr Kind bereits das Alphabet beherrschen.

- Setzen Sie sich gemeinsam hin und finden Sie für jeden Buchstaben des Alphabets einen Menschen, Gegenstand, Situation oder Eigenschaft, die Ihnen und Ihrem Kind Freude bereitet.

Beispiel

Am Abend bin ich schon viel ruhiger als früher.
Bei Oma fühle ich mich wohl.
Clara ist eine liebe Freundin von mir.
Die Katze zu streicheln, hilft mir, mich zu entspannen.
Einmal hatte ich eine 1 in der Mathearbeit.
Frösche sind meine Lieblingstiere.

Wenn Sie möchten, können Sie die Sätze (es sind auch nur Wörter oder Namen möglich) auf ein Blatt Papier schreiben und es von Ihrem Kind verzieren lassen. Eingerahmt ergibt es ein kreatives Kunstwerk, dass Ihrem Kind immer wieder die positiven Seiten des Lebens vor Augen hält.

Progressive Muskelentspannung für Kinder
Sie benötigen: Eine Anleitung zur progressiven Muskelentspannung zum Vorlesen oder eine CD.

➜ Edmund Jacobson ist der Erfinder der progressiven Muskelentspannung. Die Übung zur Entspannung wirkt sowohl bei Kindern und Erwachsenen nicht nur auf das Stressempfinden, sondern hat auch eine starke positive Auswirkung auf den menschlichen Körper.

- Richten Sie für Ihr Kind einen bequemen Platz zurecht, wo es bequem sitzen oder liegen kann. Wenn es möchte, kann es die Augen schließen.
- Lesen Sie nun die progressive Muskelentspannung vor oder legen Sie die entsprechende CD ein. Für Kinder empfiehlt sich insbesondere ein Hörspiel, da sie sich darauf gut einlassen können.
- Bücher mit Anleitungen und CDs finden Sie in jedem Buchhandel oder zum Bestellen auf Amazon.
- Als Entspannungsverfahren für Kinder sind zusätzlich autogenes Training, Imaginationsübungen und Fantasiegeschichten zu empfehlen.

Empfehlung
Audio CD: Entspannung für Kinder: Autogenes Training – Muskelentspannung – Imaginationen. Für eine ausgeglichene Kindheit. Kindgerecht aufbereitet und wundervoll vorgetragen
Von Sonja Polakov (Dipl. Rehabilitationspädagogin und Integr. Lerntherapeutin)

1-2-3-4-5-Atmung

Sie benötigen: Einen ruhigen Ort.

➡ Erklären Sie Ihrem Kind, dass die Atmung eine wesentliche Rolle spielt, wenn es darum geht, sich zu beruhigen. Zeigen Sie vor, wie es wirkt, wenn man sehr schnell und hektisch atmet und fragen Sie dann Ihr Kind, wie es denn besser wäre.

- Weisen Sie Ihr Kind nun an, langsam einzuatmen und zählen Sie von 1 bis 5. Bei 5 soll es kurz die Luft anhalten, um dann wieder langsam auszuatmen.
- Zählen Sie beim Ausatmen wieder bis 5. Auch danach soll Ihr Kind kurz die Luft anhalten.
- Die Atemübung kann beliebig oft wiederholt werden. Wichtig ist, dass Sie mit Ihrem Kind danach besprechen, wie es sich dabei gefühlt hat. Erklären Sie Ihrem Kind, dass sich die Atmung auf die Schnelligkeit des Herzschlages auswirken und dadurch ein Gefühl des Stresses und der Hektik erzeugt werden kann. Eine ruhige ausgeglichene Atmung hingegen entspannt den Körper und führt zu einem Gefühl der Gelassenheit.
- Ihr Kind kann auch lernen, diese Übung selbstständig durchzuführen, um sie in Situationen der Aufregung oder inneren Unruhe anzuwenden.

1 – 2 – 3 – 4 – 5 – Einatmen

Kurz Luft anhalten

1 – 2 – 3 – 4 – 5 – Ausatmen

Kurz Luft anhalten

Wellenatmung

Sie benötigen: 2 Stück Papier und 2 Stifte.

➔ Besprechen Sie (siehe 1-2-3-4-5-Atmung) mit Ihrem Kind wieder die Auswirkungen der Atmung auf den menschlichen Körper.

- Geben Sie Ihrem Kind einen Stift und ein Stück Papier und nehmen Sie sich selbst ebenfalls Schreibutensilien.
- Malen Sie in langsamer Stiftführung eine Wellenlinie auf das Papier. Weisen Sie Ihr Kind darauf hin, beim Rauffahren des Stiftes ein- und beim Runterfahren des Stiftes auszuatmen.
- Die Wellen können zunächst flacher, dann immer höher werden, um die Dauer der Ein- bzw. Ausatmung etwas zu verlängern.
- Weisen Sie Ihr Kind nun an, selbst Wellen zu malen und die Atmung danach zu richten. Es kann die Höhe und Geschwindigkeit frei wählen und beliebig variieren.
- Besprechen Sie mit Ihrem Kind wiederum die Wichtigkeit einer ruhigen Atmung und die Möglichkeiten, diese in Stresssituationen gezielt einzusetzen.
- Die Wellenatmung kann auch eingesetzt werden, wenn Ihr Kind gerade keine Schreibutensilien zur Verfügung hat. Es besteht die Möglichkeit, die Augen zu schließen und sich die Wellen vorzustellen.
- Eine schöne Variation der Wellenatmung besteht auch daran, sich einen Strand mit Wellengang vorzustellen. Kommt die Welle in die Bucht, wird eingeatmet, zieht sie sich wieder zurück, wird ausgeatmet.

Ballonatmung

Sie benötigen: Einen Luftballon.

➔ Besprechen Sie (siehe 1-2-3-4-5-Atmung) mit Ihrem Kind wieder die Auswirkungen der Atmung auf den menschlichen Körper.

- Zeigen Sie Ihrem Kind den Luftballon und blasen Sie diesen langsam auf. Danach lassen Sie langsam die Luft aus dem Ballon ausfließen und wiederholen den Vorgang.
- Erklären Sie Ihrem Kind, dass es sich vorstellen kann, dass auch in seinem Körper ein Luftballon langsam aufgeblasen wird, wenn es atmet.
- Weisen Sie Ihr Kind an, die Hände auf den Bauch zu legen und langsam ein und auszuatmen.
- „Nun schließe die Augen und stelle dir vor, du würdest den Luftballon abwechselnd langsam aufblasen und dann die Luft wieder hinauslassen."
- Insbesondere in Stresssituationen und Momenten der negativen Aufregung kann Ihr Kind mit Ihrer Unterstützung die Atemtechnik anwenden.
- Ebenso besteht die Möglichkeit, die Ballonatmung selbstständig anzuwenden und diese mit dem Stichwort „Luftballon" zu verknüpfen.
- Erinnern Sie Ihr Kind in diesen Situationen an den Luftballon, der langsam aufgeblasen wird und fertigen Sie gegebenenfalls mit Ihrem Kind eine Zeichnung oder eine Bastelei an, damit es visuell daran erinnert wird.

Die 5-4-3-2-1-Übung

Sie benötigen: Nur sich und Ihr Kind.

→ Die 5-4-3-2-1-Übung ist darauf ausgelegt, den Fokus des Kindes auf das Hier und Jetzt zu richten. Das kann insbesondere dann wichtig sein, wenn sich das Kind in einer akuten Stresssituation oder sogar in einem Wutausbruch befindet.

- Starten Sie so: „Sage mir 5 Dinge, die du siehst." Ihr Kind darf dann diese 5 Dinge aufzählen. Wenn es in dem Moment noch zu schwierig ist, dann helfen Sie nach. „Dort drüben sehe ich deinen Schreibtisch. Auf dem Schreibtisch sehe ich Bleistifte."
- Dann lassen Sie Ihr Kind 4 Dinge benennen, die es gerade hört.
- Danach sind 3 Dinge an der Reihe, die es gerade spürt (körperlich, wie zum Beispiel die Kleidung auf der Haut; den Sessel unter dem Hintern; den Boden, auf dem es steht). Gefühle sind hier explizit nicht gemeint.
- Weiter geht es mit 2 Dingen, die Ihr Kind riecht.
- Zuletzt: Eine Sache, dir Ihr Kind gerade schmeckt.
- Wie bereits gesagt: Unterstützen Sie Ihr Kind, wenn es Schwierigkeiten dabeihat, etwas zu finden. Für viele Kinder, Jugendliche und auch Erwachsene ist die 5-4-3-2-1-Übung sehr hilfreich, um wieder zu sich zu finden und die Achtsamkeit zu fördern.

Die Schatzkiste

Sie benötigen: Einen Karton oder eine Kiste, die als Schatztruhe verwendet werden kann.

➔ Gestalten Sie mit Ihrem Kind eine Truhe oder Kiste, die als Schatztruhe verwendet werden kann. Sie können beispielsweise einen Schuhkarton bemalen, eine Kiste aus Holz schnitzen oder eine fertige Holzkiste kaufen, die Sie dann gemeinsam bemalen.

- Besprechen Sie mit Ihrem Kind, dass in der Schatzkiste alles Platz finden soll, was Ihrem Kind Freude macht. Das können lustige Erinnerungen sein, die auf ein kleines Blatt Papier geschrieben werden, oder Fotos, die Sie ausdrucken. Ebenso möglich sind kleine Spielzeuge, Muscheln von einem Urlaub am Meer, Zeichnungen eines schönen Erlebnisses, besondere Steine, die es gefunden hat – Ihrer Fantasie sind keine Grenzen gesetzt.
- Sammeln Sie gemeinsam mit Ihrem Kind diese wertvollen Schätze und sprechen Sie über die positiven Gedanken, die dadurch ausgelöst werden.
- Wenn sich Ihr Kind nun abgelehnt oder schlecht fühlt, haben Sie jederzeit die Möglichkeit, gemeinsam die Schatzkiste durchzusehen. Vielleicht ist etwas dabei, was Ihr Kind wieder zum Lachen bringt. Jedenfalls wird es hilfreich sein, den Fokus auf das Positive zu legen.
- Sollte Ihrem Kind nichts Wertvolles einfallen, kann es hilfreich sein, selbst eine schöne Erinnerung mit Ihrem Kind hineinzulegen.
- Die Schatzkiste kann natürlich laufend um gute Erfahrungen, wertvolle Kleinigkeiten und geliebte Gegenstände ergänzt werden. Auch andere Familienmitglieder können einen Beitrag leisten.

Die Sonnenstrahlen

Sie benötigen: Gelbes Kartonpapier, Klebstoff, Plakatstifte, Zeit mit der Familie.

➜ Versuchen Sie, in diese Übung alle Familienmitglieder zu involvieren.

- Schneiden Sie einen gelben Kreis (ca. 30 cm Durchmesser) aus und lassen Sie jedes Familienmitglied (wenn möglich) den Namen darauf schreiben. Diese können bunt und verziert geschrieben werden. Sollte Ihr Kind noch nicht schreiben können, sollte es zumindest eine kleine Zeichnung zum Namen malen dürfen.
- Schneiden Sie eine beliebige Anzahl an Sonnenstrahlen aus, die groß genug sind, um einen Satz leserlich darauf zuschreiben.
- Lassen Sie nun reihum jedes Familienmitglied Dinge sagen, die ihm oder ihr im Zusammenleben wichtig sind.
- Starten Sie selbst mit der Formulierung „Mir ist wichtig, dass …" und besprechen Sie in der Familie, ob dieser Satz auch anderen Familienmitgliedern wichtig ist.
- Sammeln Sie alle besprochenen Sätze und wählen Sie die wichtigsten davon aus. Schreiben Sie diese nun auf die Sonnenstrahlen und kleben Sie diese um den gelben Kreis auf eine Tür oder Wand.
- Die Sonne kann immer wieder neugestaltet oder ergänzt werden. Beispielsweise könnten Sie sich regelmäßig im Familienrat zusammensetzen und besprechen, wie die Sonnenstrahlsätze im Zusammenleben umgesetzt werden, was schon gut läuft und wo noch etwas daran gearbeitet werden muss.
- Eine schöne Variation der Sonne ist es, eine Blume mit Blüten zu gestalten. Diese könnte zum Beispiel Wünsche beinhalten oder aber auch positive Dinge, die im Zusammenleben in der Familie guttun und Freude bereiten (z. B. gemeinsam lachen können, spannende Ausflüge, lustige Filmabende).

Die Sprache der Selbstliebe

Sie benötigen: Geduld und Zeit, Papier, Stifte, roter Filzstift.

➔ Wie bereits thematisiert, ist ein negatives Selbstbild oft ein wesentlicher Teil einer Störung des Sozialverhaltens. Ein niedriger Selbstwert wird nicht zuletzt häufig in der Sprache ausgedrückt. Diese Übung soll Ihr Kind dabei unterstützen, sich selbst nicht verbal herunterzusetzen.

- Sprechen Sie mit Ihrem Kind über negative Glaubenssätze, die es von sich selbst hat. Ein Beispiel hierfür könnte sein:

> **Beispiel**
>
> „Ich bin in allem schlechter als meine Schwester."

- Lassen Sie Ihr Kind (falls möglich) diese Glaubenssätze aufschreiben. Besprechen Sie dann gemeinsam, warum Ihr Kind das glaubt und helfen Sie ihm, diese Glaubenssätze zu entkräften.

> **Beispiel**
>
> „Deine Schwester kann manches besser und manches schlechter als du."

- Weisen Sie Ihr Kind nun an, den negativen Glaubenssatz mit einem dicken roten Filzstift durchzustreichen und diesen durch einen neuen zu ersetzen.

> **Beispiel**
>
> „Meine Schwester kann gut lesen und ich kann wunderschön singen."
> „Ich kann schnell laufen und meine Schwester kann schon rechnen."

- Durch die neuen Glaubenssätze setzen Sie Annahmen, die zumeist schädlich und obendrauf unwahr sind, in Relation und zeigen Ihrem Kind, wie es umdenken kann.
- Achten Sie im Alltag auf negative Äußerungen Ihres Kindes und wandeln Sie diese Sätze gemeinsam um.

> **Beispiel**
>
> „Ich kann das nicht" ➔ „Ich werde das noch lernen"
> „Ich bin so dumm" ➔ „Beim nächsten Mal mache ich es anders"

Die Baumübung

Sie benötigen: Ein weißes Plakat, grünes Kartonpapier, bunte Stifte, Schere und Klebstoff.

→ Die Baumübung ist eine weitere Ressourcenübung, die innere und äußere Stärken Ihres Kindes hervorheben soll.

- Gestalten Sie mit Ihrem Kind einen Baum auf einem weißen Plakat. Der Baum soll einen dicken, braunen Stamm (hellbraun) und Wurzeln haben sowie viele Äste, die in die Höhe reichen.
- Fragen Sie nun Ihr Kind, was es an sich selbst mag. Sammeln Sie gemeinsam positive Eigenschaften, Stärken und Talente Ihres Kindes und schreiben Sie diese in den Stamm. Sollte Ihr Kind Schwierigkeiten damit haben, sich selbst positiv zu beschreiben, kann es hilfreich sein, ihm/ihr Gedankenanstöße zu geben. Auch die Unterstützung von Freunden oder anderen Familienmitgliedern ist erwünscht.
- Schneiden Sie gemeinsam Blätter in unterschiedlichen Formen und Größen aus dem grünen Plakatpapier aus.
- Nun fragen Sie Ihr Kind, wen oder was es besonders mag und schreiben diese Ressourcen jeweils auf ein Blatt, dass dann auf die Äste des Baumes geklebt wird.
- Es werden somit nicht nur innere Ressourcen Ihres Kindes, sondern auch das externe Unterstützungssystem visualisiert.
- Das Plakat kann im Zimmer Ihres Kindes angebracht werden, um die positiven Seiten stets hervorzuheben.

Quellenverzeichnis

ASP: Charta-Text. https://psychotherapie.ch/wsp/site/assets/files/1074/charta_text_d.pdf. Zugegriffen am 02.03.2020.

Benecke, C. (2014). *Klinische Psychologie und Psychotherapie. Ein integratives Lehrbuch*. W. Kohlhammer GmbH.

DGPPN (2018) *Psychische Erkrankungen in Deutschland: Schwerpunkt Versorgung.* https://www.dgppn.de/_Resources/Persistent/f80fb3f112b4eda48f6c5f3c68d23632a03ba599/DGPPN_Dossier%20web.pdf. Zugegriffen am 02.03.2020.

Dilling, H., & Freyberger, H. J. (2016). ICD-10. *Taschenführer zur ICD-10-Klassifikation psychischer Störungen.* Bern: Hogrefe.

Friedman, & Katz, M. M. (Hrsg) (1974), *The psychology of depression: Contemporary theory and research.* New York: J. Wiley, S 157–185

Kessler, R. C., Berglund, P., Demler, O., Jin, R., Merikangas, K. R., & Walters, E. E. (2005). Lifetime prevalence and age-onset distributions of DSM-IV disorders in the National Comorbidity Survey Replication. *Archives of General Psychiatry, 62*(6), 593–602.

Klicpera, C., Gasteiger-Klicpera, B., & Besic, E. (2019). *Psychische Störungen im Kindes- und Jugendalter.* Facultas Verlags- und Buchhandels AG.

Raskob, H. (2005). *Die Logotherapie und Existenzanalyse Viktor Frankls. Systematisch und kritisch.* Springer.

Statistik Austria (2018) Stationäre Aufenthalte. https://www.statistik.at/web_de/statistiken/menschen_und_gesellschaft/gesundheit/stationaere_aufenthalte/index.html. Zugegriffen am 27.10.2022.

Thun-Hohenstein, L. (2008). Die Versorgungssituation psychisch auffälliger und kranker Kinder und Jugendlicher in Österreich. In R. Kerbl, L. Thun-Hohenstein, K. Vavrik, & F. Waldhauser (Hrsg.), *Kindermedizin — Werte versus Ökonomie.* Springer.

Printed in the United States
by Baker & Taylor Publisher Services